中国医学临床百家·病例精解

中国医科大学附属第一医院
神经内科疾病 病例精解

主编 何志义

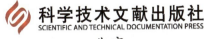

·北京·

图书在版编目（CIP）数据

中国医科大学附属第一医院神经内科疾病病例精解/何志义主编．—北京：科学技术文献出版社，2019.3（2019.8重印）
ISBN 978-7-5189-5117-8

Ⅰ.①中… Ⅱ.①何… Ⅲ.①神经系统疾病—病案—分析 Ⅳ.①R741

中国版本图书馆CIP数据核字（2019）第016148号

中国医科大学附属第一医院神经内科疾病病例精解

策划编辑：王梦莹　　责任编辑：巨娟梅　王梦莹　　责任校对：文　浩　　责任出版：张志平

出　版　者	科学技术文献出版社
地　　　址	北京市复兴路15号　邮编100038
编　务　部	（010）58882938，58882087（传真）
发　行　部	（010）58882868，58882870（传真）
邮　购　部	（010）58882873
官方网址	www.stdp.com.cn
发　行　者	科学技术文献出版社发行　全国各地新华书店经销
印　刷　者	北京虎彩文化传播有限公司
版　　　次	2019年3月第1版　2019年8月第2次印刷
开　　　本	787×1092　1/16
字　　　数	157千
印　　　张	14
书　　　号	ISBN 978-7-5189-5117-8
定　　　价	108.00元

版权所有　违法必究

购买本社图书，凡字迹不清、缺页、倒页、脱页者，本社发行部负责调换

《中国医科大学附属第一医院神经内科疾病病例精解》

编委会

主　编　何志义

编委会（按拼音首字母排列）

曹云鹏　邓淑敏　付贺飞　郝悦含　何志义　胡　畔
姜懿凌　金　枫　李　蕾　李　瞿　李晓红　刘　芳
刘　娜　柳忠兰　娄　凡　卢　希　罗晓光　聂莹雪
欧阳巍　任　艳　唐　菱　滕伟禹　王加璐　王慕一
王彦喆　吴　哲　英　勇　原丽英　张朝东　赵传胜
朱　颖

前 言

随着神经影像、神经电生理、神经生化等技术的不断进步与发展，神经系统疾病的诊断水平有了较大的提高，但是，由于神经系统疾病的多样性及复杂性，使得临床医生在诊断过程中仍有许多困惑，特别是一些少见和疑难疾病的诊断就更加困难，这就需要神经内科医生在临床实践中用更加严谨和认真的科学态度去研究分析每一个病例，不断积累疾病诊治经验，提高医疗诊治水平。值此我院推出《中国医科大学附属第一医院病例集》丛书的良机，我们将神经内科近年来所收集整理的典型及少见病例奉献给广大读者，期待能帮助读者快速掌握相关疾病的基本特征，以便更好地为广大患者服务。

我们收集了45例神经系统典型病例，涉及脑血管疾病、神经系统感染、中毒、免疫、周围神经疾病等。为了便于阅读，我们采用病史描述和病例图片相结合的方式介绍病例资料，力争做到图文并茂、直观易懂，利于读者学习，并结合我们的临床经验，参考国内外相关书籍和文献，撰写了病例分析和病例点评，以便使广大读者可以更加熟练地掌握神经系统相关疾病的诊疗要点。

由于我们的水平有限，有些病例分析意见不一定全面，纰漏之处在所难免，仅供读者参考，并敬请批评指正。

何志义

2018年9月26日

目 录

001	MuSK 抗体阳性的重症肌无力一例	1
002	Wernekink 连合综合征一例	5
003	成人 Still 病合并脑梗死一例	8
004	低颅压综合征合并慢性硬膜下血肿一例	12
005	脊髓胶质母细胞瘤一例	15
006	可逆性后部白质脑病一例	20
007	类固醇激素反应性慢性淋巴细胞性反应伴脑桥血管周围强化症（CLIPPERS）一例	24
008	丘脑出血致偏身舞蹈症一例	28
009	糖尿病性偏身舞蹈症一例	31
010	*PSEN1* 相关早发阿尔茨海默病一例	34
011	帕金森病脑深部刺激术（DBS）手术治疗一例	39
012	肥大性下橄榄核变性一例	44
013	发作性共济失调一例	49
014	李斯特菌脑干脑炎两例	51
015	多发性硬化一例	61
016	脂质沉积性肌病一例	66
017	神经梅毒一例	71
018	隐球菌性脑膜脑炎一例	78
019	椎 - 基底动脉扩张延长症一例	82
020	卵巢性脑白质营养不良一例	86
021	自发性低颅压综合征致静脉窦血栓形成一例	90
022	感染性心内膜炎所致混合性卒中一例	94

023	连枷臂综合征两例	99
024	抗 NMDAR 脑炎一例	107
025	脊髓亚急性联合变性一例	111
026	抗富亮氨酸胶质瘤失活 1 蛋白抗体相关性边缘叶脑炎两例	115
027	史奈顿综合征（Sneddon syndrome）一例	122
028	双侧大脑前动脉梗死一例	126
029	急性胰腺炎并发 Wernicke 脑病一例	130
030	肉毒毒素中毒一例	136
031	伴有皮质下梗死和白质脑病的常染色体显性遗传性脑动脉病（CADASIL）两例	140
032	抗 GABA-B 受体脑炎两例	147
033	皮质基底节变性一例	155
034	以帕金森综合征为主要表现的神经梅毒一例	161
035	病毒性脑膜脑炎引起的胼胝体细胞毒性病灶一例	166
036	多发脑出血一例	170
037	多发性对称性脂肪瘤病合并急性脑梗死一例	174
038	器官移植后隐球菌性脑膜炎合并脑梗死一例	178
039	伴颅内多发钙化的甲状旁腺功能减退症合并脑梗死一例	184
040	Marchiafava-Bignami 病伴胼胝体外广泛脱髓鞘病变一例	188
041	垂体腺瘤合并肢端肥大症引起周围神经病一例	192
042	Galen 静脉血栓形成一例	197
043	笑气中毒所致脊髓病一例	201
044	吸食毒品所致的脑出血一例	205
045	A 型血友病合并反复脑出血一例	210
附录	中国医科大学附属第一医院简介	215

001 MuSK 抗体阳性的重症肌无力一例

病历摘要

患者，女性，34岁。患者于5年前因"视物成双、眼睑下垂、吞咽困难"诊断为"重症肌无力"，于我院住院治疗并好转，平素口服"强的松"治疗，1月余前无诱因上述症状加重，伴视物模糊，左眼睑下垂，双眼睑闭合困难，自觉唇部发麻、言语欠流利、饮水呛咳，于当地医院应用"丙种球蛋白"后稍有缓解，今为求进一步诊治来我院就诊。

神经系统检查： 神志清醒，言语略笨拙，发音正常。双瞳孔等大正圆，D≈3.0mm，光反应灵敏。右眼外展、内收、上视、下视均不充分，左眼上视欠充分（图1）。左侧眼睑下垂，双侧额纹变浅，双眼闭合无力，双侧睫毛征阳性。舌肌明显萎缩，呈"三沟征"(图2)。颈强阴性。四肢肌力及肌张力正常。余神经科查体无特殊。

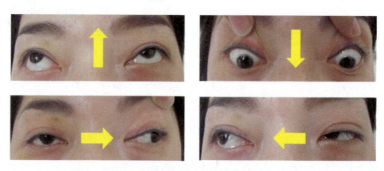

图1 患者眼球运动查体见右眼外展、内收、上视、下视均欠充分;左眼上视欠充分

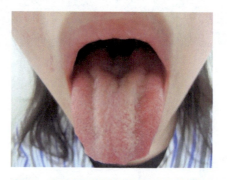

图2 患者舌肌萎缩明显（三沟征）

辅助检查：甲功甲炎：血清抗甲状腺微粒体抗体测定 TPOAb 127.8700IU/ml，血清促甲状腺激素测定 TSH 0.1762mIU/L，血清抗甲状腺球蛋白抗体测定 TGAb 107.3000IU/ml。颅脑 CT 平扫：脑 CT 脑实质未见异常。新斯的明试验阴性（图3）。

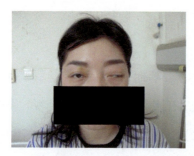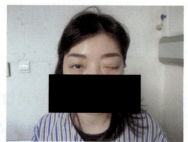

图3 患者注射新斯的明之前（左）与患者注射新斯的明20分钟之后（右）

病例分析

重症肌无力（myasthenia gravis，MG）是神经-肌肉接头处传递障碍的自身免疫性疾病。临床主要表现为部分或全身骨骼肌无力和易疲劳，显著特点是"晨轻暮重"，胆碱酯酶抑制剂治疗后症状减轻。MG 患者全身骨骼肌均可受累，以眼外肌受累最为常见，其次是面部、咽喉肌及四肢近端肌肉受累。肌无力常从一组肌群开始，范围逐步扩大。首发症状常为一侧或双侧眼外肌麻痹。全身型重症肌无力（MG）患者 85%～90% 存在 AChR 抗体阳性，即 AChR 抗体阳性 MG，其余患者血清 AChR 抗体呈阴性。AChR 抗体阴性患者中 50%～70% 存在肌肉特异性受体酪氨酸激酶（MuSK）抗体，即 MuSK 抗体阳性 MG，其余患者可能存抗 LRP-4 抗体、抗 Titin 抗体、抗 RyR 抗体、某些神经肌肉接头未知抗原的其他抗体或因抗体水平和/或亲和力过低而无法被现有技术手段检测到。MG 患者出现的舌肌萎缩，又称为 MG 舌。临床典型表现为三条纵沟象，即舌肌中央沟加深，同时中央沟两侧也各形成了一条纵沟，即形成了所谓的三条纵沟现象。MG 舌肌萎缩可以出现于血清 AChR 阳性的 MG 患者，但多出现在 MuSK 阳性的 MG 患者。MG 舌肌萎缩的发病机制尚未完全阐明，目前认为可能为神经肌肉接头传递受体抗体阻滞后降解、破坏，产生功能性去神经样改变，出现肌纤维型群组化所致。MG 舌肌萎缩多出现在 MuSK 阳性的 MG 患者，但也可以出现于血清 AChR 阳性的 MG 患者。此外有文献报道，一些血清 AChR 与 MuSK 抗体均为阴性的 MG 患者（如抗 Titin 抗体阳性）也可有舌肌萎缩表现。

病例点评

（1）MuSK抗体阳性的MG有明显的女性易患倾向，病程早期常迅速恶化发生危象。

（2）对溴吡斯的明反应差，通常糖皮质激素及免疫抑制剂疗效较好。

（3）舌肌萎缩呈"三沟征"，多出现在有延髓肌麻痹、疾病程度严重的MG患者中，舌肌萎缩可提示患者临床病情的严重程度。

（何志义　提供病例）

002 Wernekink 连合综合征一例

病历摘要

患者，男性，52岁。患者11天前无明显诱因出现头晕，视物成双，无视物旋转，无头痛头胀，无恶心呕吐，10天前突然出现言语不清，右上肢活动不灵，进行性加重，伴饮水呛咳、吞咽困难，走路不稳。

神经系统检查：神志清楚，构音不良。双眼向各方向运动充分，无眼震。颅神经查体未见异常。颈强阴性。四肢肌力Ⅴ级，肌张力正常。腱反射正常。Babinski征（L：-，R：-）。深浅感觉查体未见确切异常。双手轮替试验笨拙，双侧指鼻试验欠稳准、双侧跟膝胫试验欠稳准。

颅脑MR平扫+弥散成像示：中脑近期梗死灶（图4）。

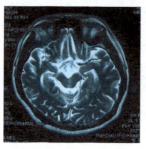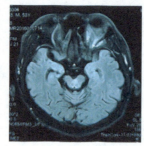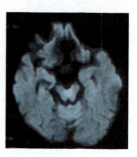

图 4　颅脑 MR 平扫 + 弥散成像示：中脑近期梗死灶

颅脑 MRA 示：基底动脉起始部狭窄，左侧大脑后动脉狭窄（图 5）。给予患者改善脑循环，营养脑神经治疗，上述症状好转。

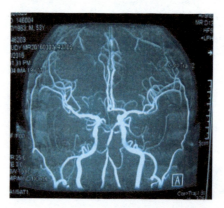

图 5　颅脑 MRA 示：基底动脉起始部狭窄，左侧大脑后动脉狭窄

病例分析

中脑中线旁区域分布着由小脑齿状核中间核发出的纤维，小脑齿状核发出的神经纤维经小脑上脚在中脑下部水平中脑导水管前方交叉至对侧红核，该交叉称为小脑上脚交叉，即 Wernekink 连合。如果损伤此处，则会出现双侧小脑功能障碍症状，即 Wernekink 连合综合征。该综合征极少见，1958 年由 Lhermittee 首次报道，国内外鲜有报道。Wernekink 连合综合征临床特征主要为双侧小脑性共

济失调，包括肢体共济失调、躯干共济失调，以及共济失调性构音障碍，偶可伴有眼球运动障碍和腭肌痉挛。眼球运动障碍多为部分动眼神经瘫和核间性眼肌麻痹，为病灶累及动眼神经亚核和中线两旁的内侧纵束所致。因Wernekink连合区的病变影响Guillain-Mollaret三角环路，则可引起双侧下橄榄核变性，出现软腭阵挛症状。

既往认为中脑梗死以动眼神经麻痹为最常见的定位体征，但有学者发现不同于常见的Weber综合征、Benedikt综合征，68%患者出现步态共济失调，50%患者为肢体共济失调，只有35%患者存在动眼神经麻痹症状。

病例点评

（1）急性起病，有脑血管病危险因素，以双侧小脑性共济失调为表现的患者，可能为Wernekink连合综合征。当颅脑CT未有阳性发现时，易误诊为双侧小脑梗死。颅脑MRI、DWI及MRA检查对该病的确诊有重要意义。

（2）既往认为中脑梗死常以动眼神经麻痹为临床表现，而共济失调可能才是中脑梗死最常见的症状。

（3）急性小脑炎、多发性硬化、热射病、Fisher综合征等也可表现为双侧共济失调，应注意与本病相鉴别。

（何志义　提供病例）

003 成人 Still 病合并脑梗死一例

病历摘要

患者,男性,62岁。3天前无明显诱因出现意识不清,胡言乱语,于我院急诊就诊。

既往史:患者曾因"皮疹、发热、关节痛1月余"于我院风湿免疫科住院治疗,出院诊断"成人 Still 病可能性大"。

入院查体:体温36.2℃,脉搏134次/分,呼吸16次/分,血压130/70mmHg。面部、躯干、双上肢可见皮肤潮红、轻度脱屑,皮肤肥厚及苔藓样变(图6)。双腋下、双腹股沟均可触及肿大淋巴结,质韧、活动度佳,无触痛。

神经系统检查:神志嗜睡,Glasgow评分为12分(E:5分、V:4分、W:3分)。双瞳孔等大正圆,D≈3.0mm,光反应灵敏。双侧额纹及鼻唇沟对称。颈强阴性。左侧肢体可自主运动，右侧肢体疼痛刺激不动。双侧巴氏征可疑阳性。其余查体不配合。

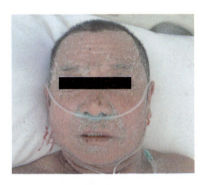 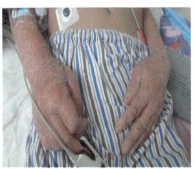

图6　面部、躯干、双上肢可见皮肤潮红、轻度脱屑，皮肤肥厚及苔藓样变

急诊行头CT检查未见出血。

颅脑MR平扫+DWI：双侧额顶颞叶多发近期梗死灶（图7）。

血常规：白细胞计数WBC 14.14×10^9/L，粒细胞计数11.61×10^9/L，粒细胞比率82.1%。给予改善循环、营养脑神经、抗血小板聚集、降脂等对症支持治疗，住院期间患者体温间断性升高，口服激素后体温逐渐降至正常。

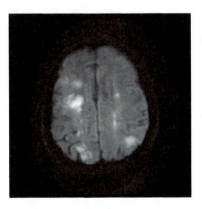 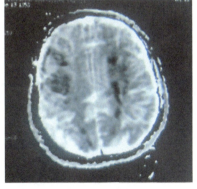

图7　颅脑DWI示双侧额顶颞叶多发近期梗死灶

病例分析

成人Still病（adult onset Still's disease，AOSD）是一种病因不明，以发热、关节痛和（或）关节炎、一过性皮疹、中性粒细胞增高等为临床特征，经过详尽检查无法获得感染性疾病、恶性肿瘤、结缔组织病等疾病证据的临床综合征。AOSD可累及全身多个系统，出现肝、脾肿大，心包积液，胸膜炎及胸腔积液，贫血，肾功能损伤，多发性肌炎等多种表现。目前诊断该病仍主要基于患者的临床表现和是否对激素治疗有效。中枢神经系统受累国内外报道较少见。成人Still病引起神经系统损伤的机制尚未十分明确。血液中升高的白细胞、活化的中性粒细胞及释放的炎性介质通过血脑屏障，进而引起脑部非坏死性免疫复合物性血管炎，影响中枢神经系统。有文献报道成人Still病神经系统损伤的主要原因是脑内弥散的血栓性微血管病，并提出凝血功能异常和血栓性微血管病假说，是神经系统症状急剧恶化的主要原因。此外，可溶性IL-2受体水平升高，可能在其中枢神经系统症状的发生发展中也起一定作用。综上所述，成人Still病导致多系统的病变，没有特征性的临床表现，并且与许多临床疾病相似，较难鉴别。特别是出现少见的神经系统表现时，更加容易造成误诊或者延迟诊断。

病例点评

（1）该患者为老年男性，急性起病，临床症状、体征、影像学检查支持脑梗死诊断。该患者曾于风湿免疫科住院治疗，出院诊断

"成人Still病"，出院后未遵医嘱规律口服激素，激素减量过快，考虑此次脑梗死与成人Still病复发有关。

（2）风湿免疫系统疾病与脑梗死关系密切，临床上脑梗死患者，出现发热、皮疹、心肌损伤等脑血管病的非常见症状体征时，应积极查找脑血管病的少见病因。

（何志义 提供病例）

004 低颅压综合征合并慢性硬膜下血肿一例

病历摘要

患者,男性,71岁。半个月前无明显诱因突发头痛,头沉重感,表现为双侧顶枕部酸胀痛,伴恶心大汗,未吐,并出现双耳耳鸣、耳聋,不伴有视物旋转、视物模糊,无肢体活动不灵,头痛与体位无关。

神经系统检查:神清语明,双瞳孔等大正圆,D≈3.0mm,光反应灵敏。右眼外展位。双侧额纹及鼻唇沟对称,软腭及悬雍垂居中,咽反射正常,伸舌居中。颈强阴性。四肢肌力Ⅴ级,四肢肌张力正常。腱反射正常。Babinski征(L:-,R:-)。痛觉、轻触觉、运动觉、位置觉、振动觉查体未见确切异常。指鼻试验双侧稳准。跟膝胫试验双侧稳准。

颅脑MR平扫+增强示:双侧硬膜下血肿(慢性期),左侧相对明显。双侧硬脑膜弥漫性增厚强化(图8)。腰椎穿刺未见脑脊液流出。给予患者补液、营养神经等对症治疗,头痛较前有所缓解。

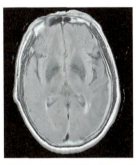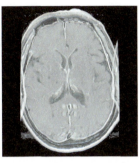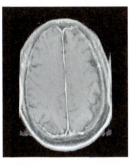

图8 颅脑MR平扫+增强示：双侧硬膜下血肿（慢性期），左侧相对明显。双侧硬脑膜弥漫性增厚强化

病例分析

自发性低颅压综合征(spontaneous intracranial hypotension,SIH)是一组较少见的临床综合征,多由自发性脑脊液漏导致的脑脊液压力降低所致,可能的原因包括硬膜撕裂、硬膜囊薄弱、微小的创伤等。SIH的病因及病理机制基于Monroe–Kellie理论:颅腔内容积恒定,脑实质体积、脑脊液容积和颅内血容积三者之和为一常数。任何原因引起的脑脊液容量减少均可导致低颅压。目前,大多数学者认为自发性脑脊液漏是SIH的主要病因。另外,激烈运动、喷嚏、咳嗽、椎体骨刺等可致神经根处蛛网膜破裂或脑膜撕裂,造成脑脊液外漏引发SIH。SIH临床表现复杂多样,多以急性或亚急性起病,也可缓慢起病。SIH患者头痛形式多样,体位性头痛为其特征性表现,亦可为非直立性、慢性每日性、劳累性头痛,极少数患者出现爆裂样头痛。其他常见临床表现有恶心、呕吐(脑膜受刺激),头晕、眩晕(迷路内压力改变),脑组织下坠压迫脑神经可引起复视(第Ⅲ/Ⅵ脑神经受压)、听觉过敏、耳鸣、耳闷胀感(第Ⅷ脑神经),视物模糊

（视神经或视交叉受压），面部麻木或疼痛（三叉神经受压），面瘫或面肌痉挛（第Ⅶ对脑神经受牵拉），颈项牵拉感、僵硬和颈强直（颈神经根受压）。极少数病例出现帕金森症状（中脑受压），痴呆（额叶、颞叶皮质受挤压），四肢麻痹（脊髓硬脑膜丛扩张），垂体功能减退症（垂体充血），意识水平降低甚至昏迷（间脑受压）等。颅脑 MRI 是目前公认的诊断低颅压综合征的首选的无创检查方法。SIH 在 MRI 中的五大典型表现可概括为 SEEPS，即硬膜下积液（subdural fluid collection）、硬脑膜强化（enhancement of meninges）、静脉窦扩张（engorgement of venous structures）、垂体充血（pituitary hyperaemia）、脑下垂（sagging of brain）。SIH 的颅脑 MRI 表现符合 Monroe – Kellie 理论，当脑脊液容量减少时，另外 2 种成分将增加，导致静脉系统代偿性扩张，在影像学上则表现为硬脑膜强化、颅内静脉窦扩张及垂体充血。如果脑静脉充血扩张仍不能完全代偿，则可出现硬膜下积液，以缓解脑脊液容量的减少，桥静脉被牵拉或硬膜下壁薄且扩张的静脉破裂可引起硬膜下血肿。颅脑 MRI 异常表现可在成功治疗脑脊液漏后数小时至数周内改善。通常临床上症状体征的好转早于颅脑 MRI 异常表现的恢复。

病例点评

（1）临床上低颅压性头痛患者可不出现体位性头痛，而表现为非直立性、慢性每日性头痛。

（2）颅脑 MRI 检查对诊断 SIH 有重要意义。

（3）经过积极治疗，临床症状体征的好转早于颅脑影像学异常表现的恢复。

（何志义　提供病例）

005 脊髓胶质母细胞瘤一例

病历摘要

患者，男性，65岁。患者2年前走路时出现踩棉花感，洗脸时站立不稳，伴双足麻木、发凉，3月后出现双臀部麻木，于当地医院给予营养神经等对症支持治疗，症状未见明显缓解。1年前出现入睡后双下肢抖动，约1月后该症状消失。半年前出现双下肢无力，左侧为著，行走需拄拐。2周前双下肢无力进一步加重，左侧为著，不能行走。患者近1年大便失禁，尿急、尿频。患者病来神志清，精神可，饮食可，不偏食，近期体重未见明显减轻。

神经系统检查：神清语明，双瞳孔等大正圆，D≈3.0mm，光反应灵敏。颅神经查体未见明显异常。颈强阴性。右下肢近端肌力Ⅲ级，远端肌力Ⅱ级，余肢体肌力Ⅴ级。四肢肌张力正常。BCR

（L：+，R：+），TCR（L：+，R：+），PSR（L：-，R：-），ASR（L：-，R：-）。Babinski 征（L：±，R：+）。双下肢深感觉障碍，痛温觉未见明显异常。

颈椎 MRI + 增强：颈椎退变，C3～C7 间盘膨出（图9）。

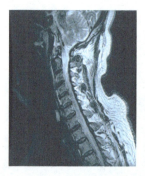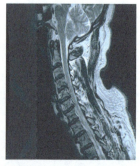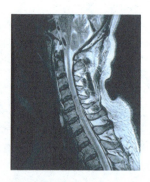

图9　颈椎 MRI + 增强：颈椎退变，C3～C7 间盘膨出

胸椎 MRI + 增强：T8 椎体水平以远脊髓内异常信号，考虑炎症？请结合临床。胸椎退变，T7～T8 椎间盘变性、膨出（图10）。

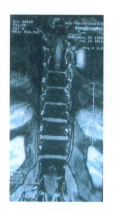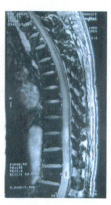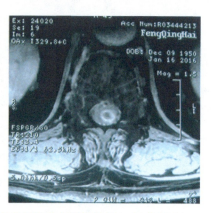

图10　胸椎 MRI + 增强：T8 椎体水平以远脊髓内异常信号，考虑炎症？请结合临床。胸椎退变，T7～T8 椎间盘变性、膨出

腰椎 MRI + 增强：腰椎生理曲度存在，顺列正常，各椎体边缘不同程度变尖，椎间盘信号于 T2WI 上减低，L2～L3、L4～L5 间盘向椎体周缘膨隆，L5～S1 间盘向椎体后缘局限性突出，硬膜下腔受压变形；T12 水平脊髓内见类圆形病灶影，边缘与脊髓相比呈等

信号，中心呈稍长 T_1 稍长 T_2 信号，增强扫描呈环形强化（图11）。

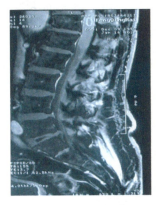
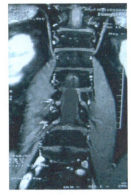
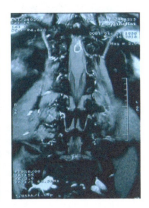

图11 腰椎 MRI＋增强：腰椎生理曲度存在，顺列正常，各椎体边缘不同程度变尖，椎间盘信号于 T2WI 上减低，L2～L3、L4～L5 间盘向椎体周缘膨隆，L5～S1 间盘向椎体后缘局限性突出，硬膜下腔受压变形；T12 水平脊髓内见类圆形病灶影，边缘与脊髓相比呈等信号，中心呈稍长 T_1 稍长 T_2 信号，增强扫描呈环形强化

肺 CT：双肺及胸膜陈旧性改变，双肺间质性改变，左肺小结节，随诊观察。

肝胆脾超声：脂肪肝超声所见，胆囊小息肉，右肾囊肿，前列腺稍大伴结石或钙化。

肌电图：右胫前肌轻收缩运动单位电位时限及波幅正常，重收缩募集电位减弱；左、右腓总神经运动神经传导速度正常，诱发电位波幅降低；左、右胫神经运动神经传导速度正常；左胫后神经感觉神经诱发电位未引出；右胫后神经、左右腓肠神经感觉神经传导速度正常。

腰椎穿刺检查：脑脊液无色透明，压力 160mmH$_2$O，细胞数 23×10^6/L（多核细胞30%，单个核细胞70%），蛋白 683mg/L，葡萄糖 3.2mmol/L，氯离子 117mmol/L。墨汁染色未找到隐球菌，脑脊液未见瘤细胞，脑脊液寡克隆电泳分析阴性。

血细胞分析、血清 VB$_{12}$ 测定、梅毒、艾滋、甲功甲炎、血清肿瘤标志物、风湿系列等生化检验未见明显异常。

我科给予营养神经等对症支持治疗无好转，转入神经外科治疗，行T12髓内肿物切除术，行石蜡病理切片结果显示：瘤细胞排列较密，异型性明显，小血管增多，核分裂象及坏死可见，免疫组化结果支持胶质母细胞瘤（WHO Ⅳ级）（图12）。

图12　石蜡病理切片结果显示：瘤细胞排列较密，异型性明显，小血管增多，核分裂象及坏死可见，免疫组化结果支持胶质母细胞瘤（WHO Ⅳ级）

病例分析

脊髓肿瘤也称为椎管内肿瘤，每年每10万人口中有0.9～2.5人发病，占中枢神经系统肿瘤的6.67%，根据肿瘤的生长部位及与脊髓的关系，可将脊髓肿瘤分为髓内肿瘤、髓外硬脊膜下肿瘤及硬脊膜外肿瘤。髓内肿瘤占椎管内肿瘤的20.3%，为中枢神经系统常见肿瘤之一，发病年龄高峰在31～40岁，以胶质瘤最常见。文献报道年龄在21岁以上人群中以室管膜瘤最常见、星形胶质细胞瘤次之，而在小于21岁人群中以星形胶质细胞瘤最常见、室管膜瘤次之，血管母细胞瘤占第三位。其他类型的脊髓髓内肿瘤主要包括皮样囊肿、表皮样囊肿、肠源性囊肿、畸胎瘤、蛛网膜囊肿和血管母细胞瘤（即血管网状细胞瘤）等。它们的临床特点和起病形式有许多相似之处，但治疗策略和方式大致相同，除手术治疗外大部分脊髓胶质瘤还需要放射治疗和化学治疗。影响预后的主要因素是肿瘤的性质、肿瘤的大小（即肿瘤所占脊髓节段数）、手术切除的程度、辅助治疗等，其中最关键的是肿瘤的性质。预后因素中最有意义的观察指标是肿瘤的复发时间，肿瘤的性质直接决定着肿瘤手术后的复发时间。一般来说，肿瘤的性质越恶、级别越高，它生长就会越快，所占脊髓节段就会越长，手术切除困难，从而复发时间越短。

病例点评

（1）临床上亚急性或慢性起病，表现为双下肢深感觉障碍、尿便障碍、肢体无力症状，最常见为脊髓亚急性联合变性、脊髓占位病变、脱髓鞘病变等。及时完善血清维生素 B_{12}、腰穿及脊髓增强 MRI 检查有助于诊断。

（2）病理检查是诊断脊髓肿瘤的金标准，治疗手段包括手术治疗、放射治疗、化学治疗等，要结合病情进行个体化治疗。

（何志义　提供病例）

006 可逆性后部白质脑病一例

病历摘要

患者,男性,40岁。患者既往高血压病史,最高可达220/90mmHg,8天前于外院进行降压治疗过程中出现右手阵发性麻木,伴阵发性言语不能,舌头发硬,每次持续2~3分钟,1~2小时发作一次。近3天,患者症状发作频繁,数分钟发作一次,持续时间未见明显改变。

入院查体:T 36.6℃,P 92次/分,R 20次/分,BP 205/102mmHg。神清语明,双瞳孔等大正圆,D≈3.0mm,光反应灵敏。颅神经查体未见明显异常。四肢肌力正常。四肢肌张力正常。腱反射正常。Babinski征(L:-,R:-)。深浅感觉查体未见确切异常。

颅脑 MRI + DWI 示(外院):桥脑及双侧小脑桥臂异常信号,脑干脱髓鞘疾病（髓鞘中央溶解症?）；右内囊后肢软化灶（图13）。

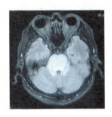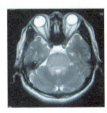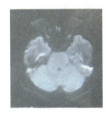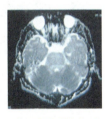

图13　颅脑MRI＋增强示：桥脑及双侧小脑桥臂异常信号，脑干脱髓鞘疾病（髓鞘中央溶解症?）；右内囊后肢软化灶

心彩超示：左房大，左室壁厚，二尖瓣轻度返流，主动脉瓣轻度返流，三尖瓣轻度返流，肺动脉高压（轻度），左心功能减低。

入我院给予降压、营养神经等对症支持治疗后，患者上述症状好转，复查颅脑MR平扫＋DWI示：脑干内异常信号较前有所好转（图14）。

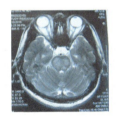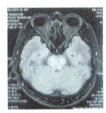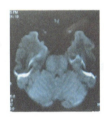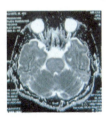

图14　复查颅脑MR平扫＋DWI示：脑干内异常信号较前有所好转

病例分析

可逆性后部白质脑病综合征（reversible posterior leukoencephalopathy syndrome，RPLS）是一组独特的临床综合征，RPLS最初是由Hinchey等于1996年报道，它以头痛、癫痫发作、视觉障碍、意识障碍及精神异常为主要临床表现。影像学表现为双侧大脑半球后部广泛性无强化的白质异常，如顶枕叶，也可累及脑干、小脑、丘脑，但距状沟和后纵裂之间的枕叶往往不受累，是与大脑后动脉梗死的鉴

别点之一。不过特征性的影像学表现与临床表现不平行，即影像学表现较重而临床表现相对较轻。MRI T_1 加权像上，表现为等或低信号，T_2 加权像上表现为高信号，Flair 序列上呈高信号，而 DWI 表现为等或低信号，表观弥散成像（ADC）图表现为高信号，提示病变为血管源性水肿。常见的病因包括高血压，先兆子痫/子痫，肾功能衰竭及免疫抑制剂（如环孢霉素 A、他克莫司）的应用等。少见原因包括透析平衡失调、血栓性血小板减少性紫癜、急性卟啉症、颈动脉内膜剥脱术后、伴有自主神经功能亢进的吉兰-巴雷综合征、胶原性血管病，如系统性红斑狼疮、结节性多动脉炎、白塞病等。

脑干型 RPLS 是以脑干受累为主要表现的 RPLS，脑干型 RPLS 最常见的病因是高血压，因此也称为高血压性脑干脑病，其病变不仅局限于脑干，还可累及小脑、基底节、丘脑、颞叶、枕叶，但以脑干受累为主，这其中又以脑桥受累最为常见。临床症状可轻可重，但阳性体征却很少，与 MRI 检查显示有广泛异常信号不匹配。对于具有较明确病因引起 RPLS，如高血压、妊娠子痫、免疫抑制剂及细胞毒性药物应用的患者，如急性或亚急性出现以头痛、癫痫发作、意识障碍、精神异常、视觉障碍等五联征为主要表现的临床症状，结合影像学特点，以及经过积极有效治疗后，2 周内症状、体征消失或恢复至病前水平，复查影像学恢复正常，可确诊 RPLS。需要与基底动脉尖综合征、静脉窦血栓、脱髓鞘疾病鉴别。脑干型 RPLS 应注意与脑干胶质瘤、脱髓鞘疾病、缺血性脑血管病、脑干脑炎、神经白塞病，以及脑桥中央髓鞘溶解症相鉴别。

病例点评

（1）可逆性后部白质脑病综合征临床表现相对较轻、影像学病变严重且病变较广泛，病灶呈长 T_1 长 T_2 信号、Flair 高信号、DWI 低信号、ADC 高信号，提示血管源性水肿。

（2）由于 RPLS 的可逆性特点，早期诊断、早期治疗十分重要，患者的症状、体征、神经影像学检查可以完全恢复或恢复至病前水平。

（3）针对不同病因采取不同的治疗方法，同时积极控制或治疗原发病。

（何志义　提供病例）

007 类固醇激素反应性慢性淋巴细胞性炎症伴脑桥血管周围强化症（CLIPPERS）一例

病历摘要

患者，男性，39岁。患者3个月前无明显诱因出现双下肢无力、走路踩棉花感，自1个月前上述症状进行性加重，走路不稳，并出现饮水呛咳及吞咽困难，视物模糊，自觉腰部束带感。

神经系统检查：神清语明，颅神经查体未见明显异常。双下肢肌力Ⅳ级。四肢深反射亢进，双侧Babinski征（+），指鼻试验（+），T6以下痛觉减退。

颅脑MR平扫+增强：脑桥多发性T_1低信号，T_2高信号影，脱髓鞘改变不除外，增强扫描见斑点样、线样强化，呈"胡椒粉"样改变（图15）。

颈椎+胸椎 MRI 平扫：C1~T8 椎体上缘水平脊髓全程异常信号（图16）。

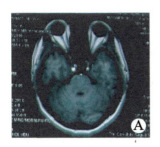
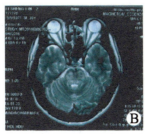
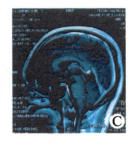

图15　颅脑 MR 平扫+增强：脑桥多发性 T_1 低信号，T_2 高信号影，脱髓鞘改变不除外，增强扫描见斑点样、线样强化，呈"胡椒粉"样改变

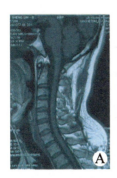
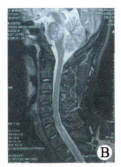
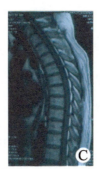
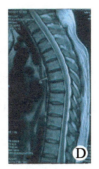

图16　颈椎+胸椎 MRI 平扫：C1~T8 椎体上缘水平脊髓全程异常信号

风湿系列，肿瘤系列，梅毒，艾滋病，以及其余常规血液检查未见明显异常。

病例分析

CLIPPERS 是于 2010 年由 Pittock 等首次报道，并首次将其命名为"类固醇激素反应性慢性淋巴细胞性炎症伴脑桥血管周围强化症"。该病临床上表现为亚急性起病、逐渐进展病程，主要表现有步态共济失调、构音障碍、复视、面部感觉异常，随病情进展可出现吞咽困难、眼震、轻截瘫等临床表现。此外，还可伴有脑干、小脑与脊髓病变的其他症状体征等，其表现因病灶部位而异。值得注意的是，所有患者均无明确的全身系统性症状。CLIPPERS病因和机制尚不清楚，病理显示血管周围性炎症细胞浸润和对类固醇激素治疗有反应，表明该病具有自身免疫性的可能。

目前所报道的患者中约有半数进行了脑活检，其病理特点如下：主要为白质内血管周围性炎症，以 $CD4^+$ 和 $CD8^+$ T 细胞浸润为主，小动静脉均可受累，可伴有脑实质性炎性浸润与神经轴索损伤，无血管炎、结节病、淋巴瘤样肉芽肿、多发性硬化等中枢神经系统疾病的病理改变。CLIPPERS血管周围性炎症的病理基础决定了其"胡椒粉"样强化灶。

CLIPPERS目前尚无统一的诊断标准，主要根据以下几点：(1) 亚急性、渐近性的脑部与脊髓的症状，如肢体无力、共济失调等；(2) MRI可见典型的"胡椒粉"样斑点状或线状强化灶；(3) 脑活检可见血管周围T淋巴细胞浸润；(4) 对激素治疗反应良好；(5) 排除其他可能疾病（感染、血管炎、副肿瘤性炎症、其他自身免疫性疾病等）。目前病理学检查不是该病必须进行的检查，但是考虑该病治疗后可能有病情加重或好转后随即加重的病例，必要时可行病理检查以除外肿瘤等疾病。

CLIPPERS的治疗方法主要是糖皮质激素冲击治疗，首次治疗的患者常于治疗1周内出现明显的临床表现的改善，随后出现影像学的好转。激素过早减量会导致病情复发，故患者可能需要接受长期的激素与免疫抑制剂以保持其病情稳定。

病例点评

（1）临床上当患者有脑桥、小脑及脊髓功能受损为主的症状，以及特征性的"胡椒粉"样 MRI 表现时，应想到本病的可能。

（2）CLIPPERS 在临床上相当罕见，若不能及时诊断，可延误治疗，及早给与激素冲击治疗，必要时联合免疫抑制剂，可改善患者预后。

（何志义　提供病例）

008 丘脑出血致偏身舞蹈症一例

病历摘要

患者，男性，48岁。因"右侧肢体活动不灵6天，伴不自主运动5天"入院。患者6天前无明显诱因出现右侧肢体活动不灵，走路费劲，未在意，5天前肢体活动不灵加重，表现为走路不能，伴不自主运动。于当地治疗未见好转（具体不详），于我院急诊复查头CT示：左侧丘脑出血；脑室积水引流术后，右侧基底节区腔梗灶；脑白质疏松。

既往脑积水3年，遗留左眼左侧视野偏盲；脑梗死2年，遗留左侧肢体活动不灵。

神经系统检查：患者口服镇静药后，呈现嗜睡状态，双瞳孔等大正圆，D≈2.0mm，光反应阳性，右侧肢体不自主运动，余查体不能配合。

颅脑 CT 平扫示：左侧丘脑出血，脑室积水引流术后，右侧基底节区腔梗灶，脑白质疏松（图17）。

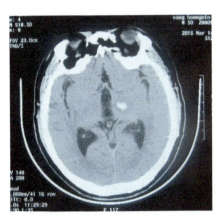

图17　颅脑 CT 平扫示：左侧丘脑出血，脑室积水引流术后，右侧基底节区腔梗灶，脑白质疏松

给予患者降颅压、抗炎、营养神经、保护胃黏膜、氟哌啶醇控制舞蹈症状等对症支持治疗。患者病情好转。出院时患者神志清楚，言语欠清，右侧肢体可动，偶有舞蹈症状，左上肢肌力Ⅳ级，左下肢肌力0级。

病例分析

丘脑出血约占脑出血病例的10%～15%，系丘脑膝状体动脉和丘脑穿通动脉破裂所致，可分为局限型（血肿仅局限于丘脑）和扩延型。常有对侧偏瘫、偏身感觉障碍，通常感觉障碍重于运动障碍。深浅感觉均受累，而深感觉障碍更明显。可有特征性眼征，如上视不能或凝视鼻尖、眼球偏斜或分离性斜视、眼球会聚障碍和无反应性小瞳孔等。小量丘脑出血致丘脑中间腹侧核受累可出现运动型震颤和帕金森综合征样表现；累及丘脑底核或纹状体可呈偏身舞蹈－投掷样运动；优势侧丘脑出血可出现丘脑性失语、精神障碍、认知障碍和人格改变等。脑出血后偏身舞蹈症临床上比较少见，其发生率约占急性脑血管病的1%。一般认为新纹状体损伤产生舞蹈样动作较为多见，壳核病变可出现舞蹈样动作，表现为不重复、无规律和无目的急骤运动；尾状核病变可出现手足徐动症，表现为手指、足趾的缓慢如蚯蚓蠕动样动作；而丘脑底核损伤产生投掷样动作概率较高。旧纹状体及黑质病变可出现肌张力增高－运动减少综合征。偏身舞蹈症患者颅内病灶一般较小，考虑与严重颅内病变（如大块梗死或出血）时，病变部位相对应肢体瘫痪严重不能表现出舞蹈动作有关。偏侧舞蹈起病的急性脑血管病以积极治疗原发病为主，在给予脑血管病常规治疗外，通常采用多巴胺受体阻滞剂及具有非特异性抑制作用的苯二氮䓬类等控制症状，一般多选用氟哌啶醇，一周左右症状消失，治疗效果较好。严重影响睡眠、休息的可以临时应用安定、氯丙嗪、氟哌啶醇等肌注，本病预后良好。

病例点评

（1）本病常见于有脑血管病危险因素患者，突然发病，出现快速、大幅度、不自主的舞蹈样动作，以肢体为主，且上肢多重于下肢，情绪紧张及劳累时加重，安静及睡眠时减轻，头CT可见丘脑高密度影，且多在患肢对侧。

（2）偏侧舞蹈症病因可为脑血管病、风湿热、颅脑肿瘤、外伤、变应性疾病、丘脑手术后等，此病需与慢性进行性舞蹈症、小舞蹈症、糖尿病非酮症性舞蹈病等疾病相鉴别。

（3）以积极治疗原发病为主，同时给予对症支持治疗。

（何志义　提供病例）

009 糖尿病性偏身舞蹈症一例

病历摘要

患者，男性，55岁。患者10天前无明显诱因出现右侧肢体阵发性无力、抖动，持续约1分钟后可缓解，发作时表现为言语不能，右侧肢体无力、麻木伴不自主运动，无意识障碍，无牙关紧闭，无舌咬伤，无尿失禁。

既往糖尿病病史15年，未规律降糖，血糖控制不佳。

神经系统查体：神清语明，双瞳孔等大正圆，D≈3.0mm，光反应灵敏。颅神经查体未见明显异常。四肢肌力正常。四肢肌张力正常。腱反射正常。Babinski征（L：−，R：−）。深浅感觉查体未见确切异常。

行颅脑MR平扫+增强检查示：左侧基底节区可见斑片状长T_1

短 T_2 信号影，增强未见明显强化（图18）。

空腹血糖波动在 10～12mmol/L 之间。

尿常规：蛋白质微量，GLU（++++）。

给予患者胰岛素皮下注射控制血糖，同时密切监测血糖，患者上述症状明显减轻。

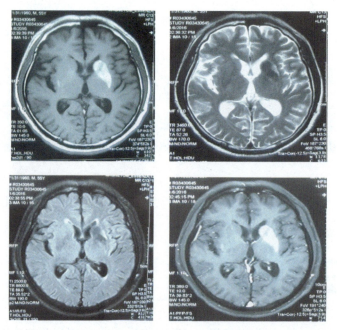

图18 颅脑 MR 平扫＋增强检查示：左侧基底节区可见斑片状长 T_1 短 T_2 信号影，增强未见明显强化

病例分析

舞蹈症是一组累及头面部及肢体的连续、粗大、不规则的不自主运动，其表现形式多样，通常由对侧基底节（尤其是丘脑底核、尾状核和壳核）或其联系纤维的病变所致，可由脑血管病、代谢性疾病、颅内占位、神经变性疾病、免疫性疾病、毒物及遗传性疾病引起。1960 年，Bidwell 首次报道糖尿病合并偏身舞蹈症。

糖尿病性偏身舞蹈症的诊断依据有：（1）糖尿病患者血糖控制欠佳。（2）突然出现快速、无规律、无目的的舞蹈样动作和（或）口角抽动、挤眉、弄眼、撅嘴、伸舌等面部感觉异常，累及身体一侧或单肢，通常以上肢最为严重。（3）影像学检查可见基底节区异常信号，排除脑出血及脑梗死，并排除肝豆状核变性、甲状腺功能异常所致的舞蹈病、风湿性舞蹈病、棘红细胞增多症、慢性进行性舞蹈病等疾病。

糖尿病合并偏身舞蹈症的机制尚不明确，当前研究一般认为病变部位主要在纹状体，当纹状体内的胆碱能和γ-氨基丁酸能神经元发生病变时，黑质内的多巴胺能神经元活动出现亢进，从而导致舞蹈症状的出现。治疗原则包括控制血糖，减轻或控制舞蹈症状，改善脑循环等相关对症支持治疗。

病例点评

（1）临床上出现突然起病的无规律、无目的的舞蹈样动作和（或）口角抽动、挤眉、弄眼等面部感觉异常，常常为锥体外系受累的表现，要注意询问病史，了解患者有无药物长期服用史，有无家族遗传病、有无代谢性疾病等，以明确病因。

（2）糖尿病性偏身舞蹈症，典型的三联征表现为：非酮症性高血糖、舞蹈症及头部 MRI 显示 T_1 加权像对侧纹状体高信号。要注意与脑血管病引起的偏身舞蹈病、药物导致的舞蹈病、肝豆状核变性相鉴别。

（3）积极控制血糖后，症状好转，肢体舞蹈动作明显减轻。

（何志义 提供病例）

010 PSEN1 相关早发阿尔茨海默病一例

病历摘要

患者，男性，24岁。以"行走费力、右上肢震颤14个月，加重，伴颈部屈曲4个月"为主诉入院。患者14个月前出现左下肢行走不利，走路拖地，13个月前并出现右上肢震颤，持物不稳。于某市医院诊治时曾使用硫必利等震颤有好转。7个月前逐渐出现饮水呛咳，自诉间断不能行走，行走时站立费劲，迈不开腿。并出现定向力下降，不能辨别楼层及地点，家属发现其记忆力下降。于某医院就诊考虑"帕金森病"，给予美多芭口服，起初半个月症状略好转，后症状无明显改善。4个月前出现言语不清，颈部屈曲，尿频。且家属发现患者反应逐渐变慢，性格由原来的活泼变成沉默寡言，偶有怪异表情。患者病来无发热，精神状态可，睡眠可，大便正常。近期无明显体重下降。

患者 15 个月前车祸，曾有头外伤史。姥姥有帕金森病病史。否认嗜烟嗜酒史及有毒物质接触史。

体格检查：心率 86 次/分，血压 135/74mmHg，血氧饱和度 99%，体温 37℃。神志清楚，反应略迟钝。时空定向正常。构音欠清，失调步态。双瞳孔等大正圆，D＝3.0mm，光反应灵敏。双眼向个方向运动充分。无眼震。双侧额纹及鼻唇沟对称，咽反射正常，软腭及悬雍垂居中。向右侧斜颈，转颈时右侧胸锁乳突肌较左侧力弱。四肢肌力 V 级。颈部及四肢肌张力增高。腱反射双上肢正常，双下肢减弱。深浅感觉未见确切异常。指鼻试验左侧欠稳准。左侧轮替欠稳准。跟膝胫试验双侧稳准。Babinski（L：+，R：+）。

实验室及相关影像学检查：血常规、血离子、肝肾功能、贫血系列等血生化检验未见明显异常。

头 MRI＋增强扫描提示双侧基底节下部可见对称性略短 T_1 影，边缘较清（图 19）。

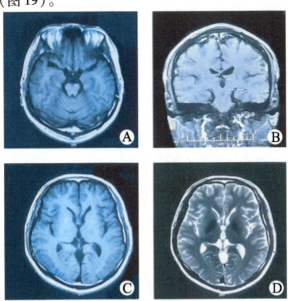

图 19　患者头 MRI＋增强扫描

脑电图：左侧颞导联可见散在锐波。中度异常脑电图。

肌电图、肝胆脾彩超、入院心电图、肺 CT、双肾膀胱前列腺彩超等均未见异常。

简易精神状态检查（MMSE）：19 分。

基因检测：因患者家族中有类似疾病史，因此给与该患者及其父母行基因检测。分析到 PSEN1 基因有 1 个杂合突变：编码区第 1172 号核苷酸由胸腺嘧啶变异为鸟嘌呤，导致第 391 号氨基酸由缬氨酸变异为甘氨酸。该变异不属于多态性位点，在人群中发生频率极低。该受检人父母该位点无变异。此变异为自发突变。

诊断： PSEN1 相关早发型阿尔茨海默病。

治疗及随访：入院后给予患者美多芭 1/4 片，日二次；安坦 1 片，日二次。患者自觉行走费力症状好转，可自行直立行走，可自己翻身。出院后三个月随访，行走困难较前改善，但走路仍会经常撞门框、桌脚，仍然吞咽费力，流涎。说话仍有鼻音。但可以自己用电高压锅做饭，能自己穿衣服，知道拔插销。

病例分析

随着我国人口老龄化的发展，阿尔茨海默病（Alzheimer's disease，AD）越来越受到人们的关注。AD 是一种起病隐匿的进行性发展的神经系统退行性疾病。临床上以记忆障碍、失语、失用、失认、视空间技能损伤、执行功能障碍及人格和行为改变等全面性痴呆表现为特征，病因迄今未明。在临床中，AD 分为散发性 AD（sporadie Alzheimer's disease，SAD）与有家族遗传史的家族性 AD（familial Alzheimer's disease，FAD）。家族性 AD 按发病年龄以 65 岁为界，分为早发 AD（EOFAD）和晚发性 AD（LOFAD）。此两种类型的病理改变为神经元纤维缠结、老年斑等，并无本质差异。AD 的病因迄今为止仍然机制不明，除了神经元老化外，基因突变是其主要的危险因素，目前已知与 FAD 相关的基因有：淀粉样蛋白前体（*APP*）基因、早老素 1（*PSEN1*）基因、早老素 2（*PSEN2*）基因。

PSEN1 突变是家族性 AD 最常见的常染色体显性遗传突变，占 18%~50%。迄今为止发现了 190 多个病理性突变位点，突变位点不同，AD 的临床表型不尽相同。其大多数都为早发型家族性突变，散发性少见。*PSEN1* 的外显率几乎 100%，可致 AD 最严重的临床表型。*PSEN1* 突变多为早发型，大多在 40 岁，最小年龄可为 30 岁，也有较少晚发型病例。疾病持续时间在 5~7 年。主要临床表现为进展性痴呆和帕金森样症状，此外还有一些不常见的症状，如下肢痉挛性截瘫、肌阵挛、癫痫、锥体外系症状及精神行为异常，而语言功能损伤、小脑性共济失调及痉挛性下肢轻瘫较少见到。EOFAD 较散发性 EOAD 患者平均发病年龄早（平均早 14 年）、疾病持续时间长（平均长 2 年）、MMSE 得分更低（平均低 10 分左右），更易出现明显的头痛、肌阵挛等症状，发病后 5~12 年甚至还能出现癫痫发作的症状，影像上还可出现颞顶区新皮质萎缩。散发性 EOAD 患者则更易出现一些早期语言功能损伤、视空间缺损、失用症、日常行为功能障碍等。

本例患者为青年男性，缓慢起病，主要表现为帕金森样症状、人格改变及痴呆，影像学没有特异改变，通过基因检测结合患者临床症状、体征及家族史分析，最终确诊为 *PSEN1* 突变致早发型阿尔茨海默病。

病例点评

PSEN1 基因不同位点的突变及不同临床表现的陆续发现，一方面肯定了 FAD 具有遗传异质性，对于 AD 的诊断提供了新的致病基因位点。对 FAD 临床表现的更进一步掌握不仅有利于与额颞叶痴呆、进行性核上性麻痹等疾病的鉴别，还能引导发现新的致病基因，深入对 AD 基因诊断的研究，对疾病进行早期的干预与诊断，延长患者生存期。但是，单纯依靠基因诊断神经退行性疾病的意义并不大，但由基因诊断衍生的遗传学筛查在相关疾病的预防策略中具有重要地位。神经退行性疾病的复杂性及相似性决定了基因诊断的重要地位，利用基因诊断与临床相结合可以对多种复杂性疾病进行鉴别诊断。深入对基因多态性的研究，以及较早的对疾病进行干预及诊断，延缓病情的恶化，具有十分重要的意义。

参考文献

1. Bertram L, Lill C M, Tanzi R E. Genetics of Alzheimer disease. J Geriatr Psychiatry Neurol. 2010, 23 (4)：213-227.
2. Joshi A, Ringman J M, Lee A S, et al. Comparison of clinical characteristics between familial and nonfamilial early onset Alzheimer's disease. J Neurol, 2012, 259 (10)：2182-2188.

（罗晓光　提供病例）

011 帕金森病脑深部刺激术（DBS）手术治疗一例

病历摘要

患者，女性，66岁。6年病史，缓慢起病，进行性加重，病程中运动症状主要表现为运动迟缓及肌肉僵硬，右侧肢体为重，后出现前冲步态；非运动症状主要表现为双侧肋下、腰腿部及脚趾的疼痛、闹心、尿频、便秘、快眼动期睡眠障碍（RBD）等，服用左旋多巴类药物治疗后运动症状、疼痛及闹心等有明显缓解，具体表现为走路速度快且稳定，翻身、转身轻松等。出现明显开关现象3年，为进一步行脑深部电刺激器置入术（deep brain stimulation，DBS）评估入院治疗。

术前行左旋多巴药物冲击试验，UPDRS Ⅲ评分由关期的54分减低到开期的19分，最佳改善率为78.5%；认知功能检测 MoCA

21分，MMSE 26分；卧立位血压、膀胱残余尿量、心肺功能及颅脑磁共振检查未见明显异常。

综上考虑患者为原发性帕金森病，病史6年，无明显认知功能障碍，充分与患者沟通后发现，患者本人希望术后能够解决的问题主要包括：运动迟缓及双侧肋下及腰腿部的疼痛。根据我们中心的经验及既往文献报道，可知运动迟缓术后会有明显缓解，而双侧肋下及腰腿部的疼痛是否能够有所缓解是不确定的，好在术前药物开期时患者疼痛有明显缓解，并且通过查阅文献发现DBS手术对帕金森病的疼痛也有一定程度的缓解。因此经慎重交代后，患者及家属决定行脑深部电极置入术治疗。选择的目标核团为双侧丘脑底核（subthalamic nucleus，STN），术中过程顺利，术后核磁印证电极位置准确。

术后1个月，患者如期开机，开机采用单负刺激模式，通过固定脉宽及频率，采用电压滴定的方式，记录每一个触点的治疗阈值，最终选择治疗窗最宽的触点作为最终有效刺激触点。开机后，患者运动迟缓症状得到明显改善，表现为起坐、转身较开机前灵活，走路速度加快。自开机后1个月起，患者反复程控3次，主诉均为双侧肋下及腰腿部的疼痛，左侧肋下为重，疼痛严重时影响活动。这三次程控根据患者在药物开期时疼痛是否有改善而分别采用了增加总刺激电量、降低总刺激电量及双极刺激模式的程控方式，均效果不佳。在此期间曾给予患者度洛西汀口服治疗1个月，患者自觉效果欠佳，自行停药。

开机后9个月，患者再次以疼痛为主诉要求程控。疼痛部位及性质同术前，照料者否认患者伴有焦虑及抑郁情绪，另外结合患者目前的运动症状（右腿走路有拖步表现，专科查体提示右侧肢体肌张力增高）综合分析，考虑患者疼痛为刺激电量不足所致，而因其右下肢拖步表现，首选增加左侧电极的刺激电压，在增加电压过程中，患者走路拖步有所改善，但同时出现头晕等不适，调整左侧刺激模式为交叉电脉冲刺激，选择其背侧触点作为辅刺激触点，增加了总刺激电量后，患者运动症状当即得到改善，1个月随访时，患者自述目前药物关期活动灵活，疼痛也基本缓解。

病例分析

该患者病史6年，隐袭起病，进行性加重，运动症状包括运动迟缓、肌强直及姿势步态障碍，对左旋多巴类药物反应良好，无排除标准及警示标准，临床诊断为帕金森病。结合患者无认知功能障碍及严重的精神类疾病，对手术有适当的预期，符合帕金森病DBS手术适应证，术前适应证的筛选及相对准确的效果预测、术中目标核团选择及精准定位、术后程控配合药物调整是保证手术患者术后效果满意的三大基石。术前通过经验预测与文献查阅，针对患者进行个体化效果预测，让患者及家属对手术效果有合理的期望，术后针对患者主要问题进行细致的程控，并记录程控过程，方便追踪与总结。对于帕金森病的主要运动症状，如震颤、僵直、运动迟缓等，首选程控解决，对于药物有效的平衡障碍及非运动症状，亦首选程控解决，而对于左旋多巴类药物无效的症状可先尝试程控，观察一段时间，若仍不能解决，必要时需结合药物调整。

病例点评

恰当的患者选择，精准的电极置入及细致的程控是确保帕金森病患者手术获益的关键，其中恰当的患者选择除了符合帕金森病

DBS手术适应证之外，手术时机的把握也至关重要。对于适合手术的患者来说，早期手术可以让患者尽早地改善运动障碍，提高生活质量。

该患者术前影响其生活质量的症状主要包括：运动障碍及疼痛。术后患者的运动障碍改善明显，而疼痛症状则反复出现。疼痛为主观症状，在程控时，医生难以通过客观查体判断疼痛是否得以改善，因此在针对疼痛进行程控时，应该给予患者足够长的时间观察每次程控效果，而当反复针对主观症状程控无效时，应当适当地抽离出来针对运动症状进行参数调整，毕竟应用DBS解决帕金森患者的运动症状是医生擅长的。另外，帕金森病的疼痛分为多种类型，主要包括骨关节疼痛、放射性神经痛、关期肌张力障碍样疼痛等，其中DBS手术缓解最好的是关期肌张力障碍样疼痛，改善不佳的为骨关节疼痛，而很多帕金森病可结合康复治疗及理疗缓解疼痛。其次，我们还应考虑疼痛是否为伴发焦虑或抑郁所致，通过详细询问病史或者量表检测可有助于医生判断病因，必要时可给予患者抗焦虑、抗抑郁药物或心理治疗，有助于改善患者疼痛。因此对于术后仍存在的疼痛需要对比术前情况，综合分析病因，给予综合治疗后才能最有效改善症状。

参考文献

1. Mirza S, Yazdani U, Dewey I R, et al. Comparison of globus pallidus interna and subthalamic nucleus in deep brain stimulation for Parkinson disease: An institutional experience and review. Parkinson's Disease, 2017, 2017 (3): 1 – 15.

2. Mansouri A, Taslimi S, Badhiwala J H, et al. Deep brain stimulation for Parkinson's disease: meta – analysis of results of randomized trials at varying lengths of follow – up. J Neurosurg, 2018, 128 (4): 1199 – 1213.

3. Picillo M, Lozano A M, Kou N, et al. Programming deep brain stimulation for

Parkinson's disease: The Toronto Western Hospital algorithms. Brain Stimul, 2016, 9 (3): 425-437.

4. Ramirez-Zamora A, Kahn M, Campbell J, et al. Interleaved programming of subthalamic deep brain stimulation to avoid adverse effects and preserve motor benefit in Parkinson's disease. J Neurol, 2015, 262 (3): 578-584.

5. Postuma R B, Berg D, Stern M, et al. MDS clinical diagnostic criteria for Parkinson's disease. Mov Disord, 2015, 30 (12): 1591-1601.

6. 中国帕金森病脑深部电刺激疗法专家组. 中国帕金森病脑深部电刺激疗法专家共识. 中华神经科杂志, 2012, 45 (7): 541-543.

7. Schuepbach W M, Rau J, Knudsen K, et al. Neurostimulation for Parkinson's disease with early motor complications. N Engl J Med, 2013, 368 (7): 610-622.

8. Suarezcedeno G, Suescun J, Schiess M C. Earlier intervention with deep brain stimulation for Parkinson's disease. Parkinson's Disease, 2017, 2017 (6): 9358153.

9. Jung Y J, Kim H J, Jeon B S, et al. An 8-year follow-up on the effect of subthalamic nucleus deep brain stimulation on pain in Parkinson disease. JAMA Neurol, 2015, 72 (5): 504-510.

10. Geroin C, Gandolfi M, Bruno V, et al. Integrated approach for pain management in Parkinson disease. Curr Neurol Neurosci Rep, 2016, 16 (4): 28.

（罗晓光　提供病例）

012 肥大性下橄榄核变性一例

病历摘要

患者,男性,39岁。以"脑出血5个月,左侧肢体及头面部紧缚感20余天"为主诉入院。患者5个月前因脑出血就诊当地医院,经治疗后症状缓解。20余天前逐渐出现左侧肢体及头面部紧缚感,在外院按脑梗死治疗未见好转。

查体:神清,言语笨拙,双眼球内收及外展不能;右眼下视运动轻度受限。双眼肌垂直方向可见粗大眼阵挛,左侧睫毛征(+),左侧鼻唇沟浅,软腭及悬雍垂居中,咽反射存在,伸舌居中。左侧胸锁乳突肌肥大,斜颈。四肢肌力Ⅴ级,四肢肌张力正常。BCR(L:++,R:++),TCR(L:++,R:++),PS(L:++,R:++)R,ASR(L:++,R:++)。Babinski征(L:-,R:-)。深浅感觉未见确切异常。轮替试验左侧笨拙，指鼻试验、跟膝胫试验左侧欠稳准。

既往史：高血压病史 10 年。

辅助检查：5 个月前外院颅脑 CT 示：脑桥被盖部呈高密度影（图 20）。

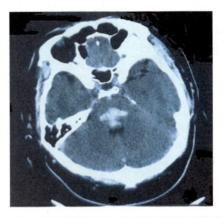

图 20　5 个月前颅脑 CT：脑桥被盖部呈高密度影

颅脑 MRI 检查示：右侧延髓下橄榄核区局限性肿胀，呈 T_1WI 等信号、T_2WI 高信号、DWI 高信号、ADC 稍高信号、Flair 高信号（图 21）。

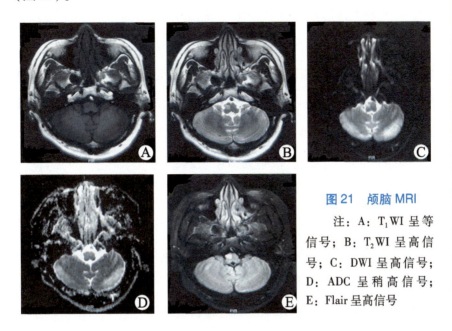

图 21　颅脑 MRI

注：A：T_1WI 呈等信号；B：T_2WI 呈高信号；C：DWI 呈高信号；D：ADC 呈稍高信号；E：Flair 呈高信号

DTI 和 DTT 检查示：右侧神经纤维束相对左侧减少并部分呈现中断现象（图22）。

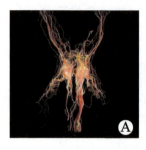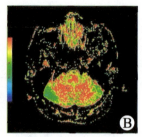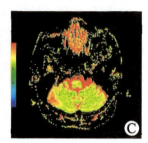

图 22

注：A、B：神经纤维的弥散张量成像 DTI；C：弥散张量纤维束成像 DTT

诊断：桥脑出血继发肥大性下橄榄核变性。

给予巴氯芬、氯硝西泮等药物治疗，紧缚感症状有所缓解，但眼肌阵挛、共济失调等症状未见明显改善。

病例分析

肥大性下橄榄核变性（HOD）是继发于齿状核-橄榄通路损伤后的下橄榄核远距跨突触变性疾病，由一侧小脑齿状核和对侧中脑红核、延髓下橄榄核神经元之间连接通路受损引起，最早于1931年由 Guillain 和 Mollaret 所描述，也称为 Guillain - Mollaret 三角，并认为是腭肌阵挛的解剖基础，也有人称之为"肌阵挛三角"（myoclonic triangle）。该环路具体由齿状核通过小脑上脚与对侧红核相联系，红核通过中央被盖束与同侧下橄榄核相联系，下橄榄核发出的神经纤维至对侧小脑下脚并投射到相应的小脑皮层及小脑齿状核。因此，根据神经元核团投射关系可知：当原发病变发生于一侧红核或中央被盖束时，HOD 可发生于同侧下橄榄核；当原发病变发生于齿状核或小脑上脚（小脑齿状束交叉之前），HOD 就发生于对侧；若原发病变同时累及中央被盖束和小脑上脚或者小脑上脚交叉时，则 HOD 就发生于双侧下橄榄核；而破坏下橄榄核传出纤维则不会造成 HOD。HOD 引起下橄榄核肥大而不是萎缩，是一种特殊类型的变性，Foix 等称 HOD 为"跨突触变性"，下橄榄核的主要病理改变为神经元空泡样变性、星形细胞增生和神经胶质增生。

有日本学者在病理研究的基础上将 HOD 分为 6 期：（1）发病 24 小时内：橄榄核无变化；（2）发病后 2～7 天：橄榄核呈"套膜变性"；（3）发病 3 周后：橄榄核肥大；（4）发病 8.5 个月后：橄榄核增至最大；（5）发病 9.5 个月后：橄榄核假性肥大；（6）发病数年后橄榄核萎缩。

1887 年德国医生 Oppenheim 最早做出对 HOD 的描述。除原发病变引起的症状外，HOD 的临床表现多为节律性运动增多，包括腭肌阵挛、眼肌震颤、复视、肢体阵挛、共济失调等，严重时可有颈部肌肉及膈肌阵挛，以及脑干和小脑功能障碍，其中腭肌阵挛具有代表性。但是并非所有 HOD 患者都出现腭肌阵挛（如本病例），而是出现约 2.5Hz 的垂直眼肌阵挛。一般认为 HOD 临床症状的出现是由于橄榄核的传入信号受损（如 GABA 的缺乏），即下橄榄核神经元失抑制造成的。

MRI 是诊断 HOD 可靠的影像学手段。肌阵挛三角环路上发生的病变，最早于发病后 1 个月可在 MRI T_2WI 上见到下橄榄核呈高信号改变，6 个月后下橄榄核发生肥大，3～4 年后崩解及 T_2WI 持续的高信号。本病例于脑桥出血 5 个月后行颅脑 MRI，下橄榄核区病变表现为 T_1WI 等信号、T_2WI 高信号、DWI 高信号、ADC 稍高信号、Flair 高信号。但是，肥大性下橄榄核变性所表现的延髓腹外侧 T_2WI 高信号本身不具特异性，需要与梗死、肿瘤、感染或炎症、脱髓鞘病变等相鉴别。由于解剖部位临近且 MRI 信号特征相近，

HOD 最易被误诊为延髓梗死，但延髓梗死多发生于延髓背外侧（Wallenberg syndrome）或中腹侧（Dejerine syndrome），因延髓动脉血管分支的吻合，延髓腹外侧梗死（如 Jackson syndrome）较少见；但延髓梗死可表现出交感纤维、三叉神经脊束及脊束核、锥体束、内侧丘系、舌下神经等相应解剖部位的神经及神经核的受损症状和体征，且延髓梗死在 MRI 上常表现为 T_1WI 低信号、T_2WI 高信号、DWI 高信号、ADC 低信号。在普通颅脑 MRI 确诊困难时，可以考虑应用 DTI 和 DTT 技术对传导束成像的优势来进一步确诊 HOD。

病例点评

（1）对肥大性下橄榄核变性的诊断须结合患者的病史、症状、体征和临床影像学特点。

（2）在研究 Guillain – Mollaret 三角的损伤方面，特别是深入研究下橄榄核变性的发病机制时，DTI 及 DTT 能够展示 GMT 三角解剖组件的动态信号变化，并且该变化与之前研究的 HOD 组织病理学变化密切相关。因此，可以通过分析病变组织的弥散变化及颅内病变与白质纤维束之间的关系，为诊断 HOD 提供重要信息。

（欧阳嶷　提供病例）

013 发作性共济失调一例

病历摘要

患者，男性，15岁，反复发作性头迷、走路不稳5年。多于精神紧张及学习劳累时诱发。发作前有头痛及视物模糊等先兆。发作期伴有眩晕恶心、言语不清等症状，每次发作持续数小时至数日自行缓解。

家族中未有类似疾病患者，但其母有经期偏头痛史。

神经系统查体所见：自发性眼震（+），构音障碍，肢体及躯干性共济失调，未见肌纤维颤搐。

头MRI示小脑皮质萎缩。

该患给予德巴金治疗后，症状改善。

病例分析

发作性共济失调（episodic ataxia，EA）是一类少见的常染色体显性遗传病，由编码离子通道的基因突变致病。依据临床特征和致病基因定位可分为：（1）Ⅰ型（EA1）：发作性共济失调伴肌纤维颤搐，基因定位于12p13，为编码钾离子通道基因突变致病；（2）Ⅱ型（EA2）：发作性共济失调伴眼球震颤，基因定位于19p13，为编码钙离子通道的基因突变所致；（3）阵发性舞蹈手足徐动症伴发作性共济失调，基因定位于1p，与钾离子通道有关。

根据上述临床表现，该病例临床诊断为发作性共济失调Ⅱ型，需与TIA、多发性硬化相鉴别。除此之外，尤其应与基底动脉型偏头痛相鉴别。基底动脉型偏头痛虽然可以出现该患的上述症状，但持续时间一般不超过数小时，且头MRI无小脑萎缩的改变。

病例点评

（1）发作性共济失调是一类少见的常染色体显性遗传病，主要表现为自限性小脑功能障碍几乎不伴固定的或进行性神经功能异常。

（2）确诊有赖于基因诊断。

（欧阳嶷　提供病例）

014 李斯特菌脑干脑炎两例

病例 1

病历摘要

患者，男性，38岁。以"右侧面部麻木10天，视物成双3天"为主诉于2017年4月6日入院。

现病史： 患者入院10天前自觉受风后出现右侧面部及口舌麻木，口服甲钴胺治疗，症状未见明显好转。出现发热，最高体温38.1℃；入院3天前出现视物成双，伴有耳鸣。饮食、睡眠可，二便正常。

查体： 神志清醒，查体合作，言语正常。双瞳孔等大正圆，D≈3.0mm，光反应灵敏，右眼各方向运动充分，左眼外展受限，向右注视可见水平眼震。右侧面部痛觉减退，四肢肌力正常，腱反射正常，无病理反射。颈强阴性。

辅助检查：头部MRI提示脑干背侧长T_1长T_2信号影，增强略有强化（图23）。

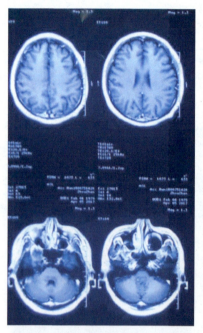
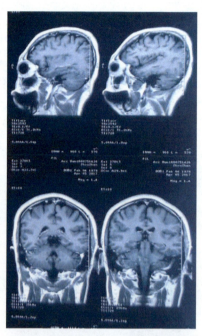
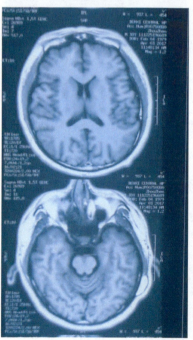
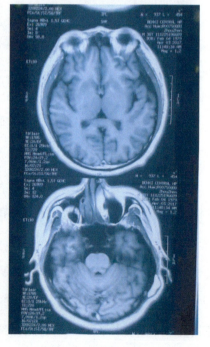

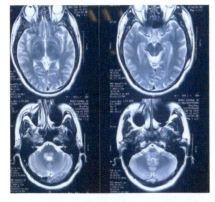
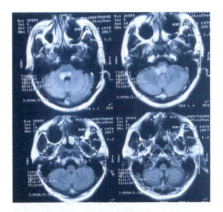
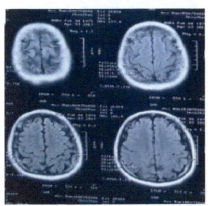
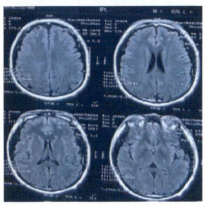

图 23　入院颅脑 MRI

诊疗过程：入院后体温基本正常，建议患者腰穿检查，患者拒绝。根据病史和头部核磁共振表现考虑诊断脱髓鞘病，给予激素治疗，自觉头晕及脸麻症状有所好转。4 月 12 日开始出现发热，体温最高 38.5℃，完善血培养，4 月 15 日患者出现意识障碍，高热，体温 39℃，双侧瞳孔不等大，右下肢刺激不动。完善腰穿检查：压力 300mmH$_2$O，蛋白 1105mg/L，细胞数 148×10^6/L，单个核细胞 92%，多核细胞 8%，糖和氯化物均正常。复查头部 MRI 增强结果回报：脑内多发长 T$_2$ 信号灶，脱髓鞘性病变可能性大，右侧桥臂钙化灶？MRS 提示不支持肿瘤性病变，请结合临床及相关检查结果（图 24）。但是根据腰穿结果基本排除脱髓鞘疾病，考虑颅内感染。化验 CRP 和降钙素原正常，感觉不是我们常见的感染，病史和病灶不像结核。

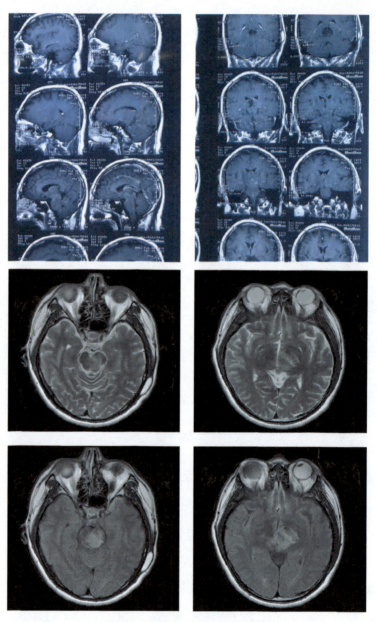

图 24　病情加重后颅脑 MRI

4月17日血培养结果提示产单核细胞李斯特菌生长，诊断考虑李斯特菌脑膜脑炎。患者病情危重，转重症监护室，给予气管切开，呼吸机辅助通气，美平抗炎治疗。经过2个月治疗病情逐渐好转，脱机，拔管，意识转清，仍有右侧肢体瘫痪，后出院继续康复治疗。

病例分析

单核细胞增多性李斯特菌（LM）是革兰阳性无芽孢兼性厌氧短杆菌，由其引起的疾病称李斯特菌病，人类主要通过进食被污染食品或密切接触而感染。LM 脑干脑炎（brain stem encephalitis, LE）主要见于健康、非免疫抑制状态的中年人，无明显性别差异。LE 的典型临床表现有 2 个时期，前驱期表现为发热、头痛、恶心、呕吐等非特异性症状，前驱期症状持续数天后即表现为突然出现的进展性不对称性颅神经功能缺损、小脑体征、偏瘫或偏身感觉异常等长束征，伴或不伴脑膜炎体征。LE 的脑脊液常规多无明显异常。脑脊液细胞、蛋白明显低于其他细菌性脑膜炎，LE 脑脊液多核细胞不占优势，这与其他细菌性脑膜炎的脑脊液细胞分类中以多核细胞为主相反，脑脊液葡萄糖水平几乎在正常范围内。该患者的临床表现基本符合上述描述。LE 早期，颅脑 CT 可无明显异常，当出现神经系统症状时，颅脑 MRI 可较 CT 更早发现病灶，病灶多位于脑干（延髓、脑桥、中脑），但亦可位于小脑及大脑半球，表现为 T_1 序列低信号，T_2 及 Flair 序列片状高信号，常混杂点状低信号，有团块样效应，脑干肿胀，钆造影剂增强后，周边环状强化，值得注意的是，LE 的影像学表现无特异性，可被误诊为脑梗死、病毒性脑炎或脱髓鞘病。本病例的颅脑 MRI 回报就是脱髓鞘病。

LE 的诊断需满足以下 3 个条件：（1）在脑脊液、脑组织或血液中培养到 LM，若无以上任意一个阳性结果，则需有很可能为 LM 感染的证据，如在脑组织中出现革兰阳性杆菌和/或血清学滴度的改变；（2）急性脑干感染的临床或病理学证据；（3）无表明最初感染病灶很可能在大脑皮层（这表明其为弥散性脑炎或局部脑脓肿）而不是脑干的临床、神经病学、影像学或病理学证据。有阳性培养结果的为确诊的 LE，仅有革兰染色阳性结果或血清学研究结果的很可能为 LE。然而，尽管多次重复培养，血和脑脊液的阳性率分别只有 61% 和 41%。本病例于血中培养到单核细胞李斯特菌，有典型脑干病灶，且有相应的临床表现，均符合诊断标准，为确诊的 LE。LE 死亡率高，预后差，尤其是出现脑积水或延误治疗的时候，存活者多有后遗症。

病例点评

　　李斯特菌脑干脑炎是少见疾病，临床容易误诊，尤其是在病程的最初阶段。该患者最初入院的表现仅有头晕和颅神经受累的症状，发热症状不明显，很难想到感染性疾病，依据头部 MRI 的表现，首先考虑了脱髓鞘病，用激素治疗，最初患者病情有好转。但是很快患者的症状就急剧加重，出现了高热昏迷，右侧肢体瘫痪，复查头部 MRI 脑干的病灶也明显加重，腰穿检查结果细胞数、蛋白都轻度升高，葡萄糖和氯化物正常。这时考虑脱髓鞘病可以除外，应该是感染性疾病。不过感觉不是我们经常看到的感染性疾病，腰穿结果可以考虑病毒性脑炎，但是病史和头部 MRI 的表现不符合我们常见的一些病毒性脑炎。感觉头部 MRI 和脑脊液的结果也不支持结核。很快患者的血培养结果提示产单核细胞李斯特菌生长，诊断明确为 LE。经过抗炎治疗患者病情也逐渐好转。LE 这种少见疾病的诊断还是有一定难度的，在中年患者有脑干病变并有发热症状的病人，我们要想到有 LE 的可能，尤其在经过其他治疗病情加重的情况下。

（吴　哲　提供病例）

病例 2

病历摘要

患者，男性，54岁。以"发热、头痛、复视5天"为主诉来诊。患者5天前无明显诱因出现发热、寒战、头痛，体温最高38.5℃，无恶心、呕吐，无意识不清，伴复视，走路左偏，遂于某总医院治疗。

查血常规：WBC 11.87×10^9/L。血培养示：产单核细胞李斯特菌感染。

头CT示：脑内多发腔隙性缺血灶及白质脱髓鞘改变。予以患者对症治疗，症状未见好转病情逐渐加重，左侧肢体活动不灵，肌力减退，偶有意识不清。

既往史：高血压病史4年，血压最高160/100mmHg，未规律服药。冠心病病史3年，间断口服银杏叶片、保心丸等治疗。丙型肝炎病史3年。

查体：嗜睡，查体欠合作，言语可。双瞳孔等大正圆，D≈3.0mm，光反应灵敏。双眼球内收、外展运动均欠充分，双眼水平眼震（+），右侧眼睑下垂（图25）。双侧额纹及鼻唇沟对称，软腭及悬雍垂居中，咽反射正常，伸舌居中。颈强阴性。左上肢近端肌力Ⅲ级，远端肌力Ⅲ级，左下肢近端肌力Ⅲ级，远端肌力Ⅲ级，右上肢近端肌力Ⅲ级，远端肌力Ⅲ级，右下肢近端肌力Ⅲ级，远端肌力Ⅲ级。四肢肌张力正常。BCR、TCR、PSR、ASR（L：++，R：++）。Babinski征（L：-，R：-）。

颅脑MRI（图26）：脑内多发缺血梗死灶、小软化灶，脑干右背侧可见长T_1、长T_2病灶。脑白质疏松。

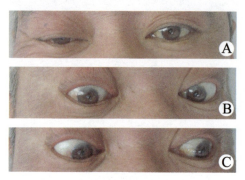

图 25

注：A：患者右侧眼睑下垂；B、C：双眼球内收、外展运动均欠充分

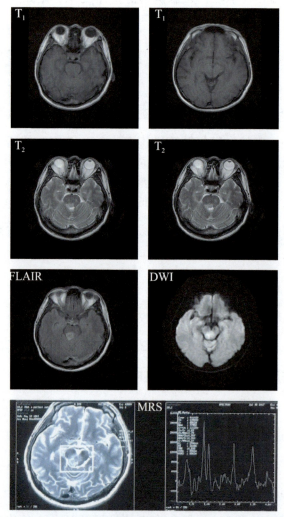

图 26 颅脑 MRI：脑内多发缺血梗死灶、小软化灶，脑干右背侧可见长 T_1、长 T_2 病灶。脑白质疏松。颅脑 MRS：中脑后部病变 Cho 峰略升高，NAA 峰略降低，Cho/NAA 为 1.15～1.80。可见高耸的 Lip 波峰

颅脑 MRS：中脑后部病变 Cho 峰略升高，NAA 峰略降低，Cho/NAA 为 1.15～1.80。可见高耸的 Lip 波峰。

血培养（外院）：产单核细胞性李斯特菌。

脑脊液检查（我院）：压力 130mmH$_2$O，蛋白 796mg/L，葡萄糖 4.9mmol/L，氯 120mmol/L，细胞数 234×10^6/L，多核细胞 1%，单个核细胞 99%。未见抗酸杆菌、隐球菌。

痰培养（我院）：克柔假丝酵母菌。

血培养、尿培养（我院）：未见细菌生长。

结合病史及辅助检查，考虑诊断为李斯特菌脑干脑炎，给予美罗培南抗感染、营养脑细胞等对症支持治疗 10 天；患者症状明显好转，出院。

病例分析

人类李斯特菌病（Listeriosis）是由产单核细胞性李斯特菌（Listeria monocytogenes，LM）所致的人畜共患的感染性疾病。成人李斯特菌病 50%～70% 累及中枢神经系统，最常见为脑膜炎，症状类似其他化脓菌所致的脑膜炎，累及脑实质时会有意识障碍、共济失调等症状。免疫抑制者、老年人、新生儿和孕妇等人群易感。由 LM 引起的李斯特菌病，发病率每百万人在 0.1～11.3 例，死亡率为 20%～30%，具有低发病率、高致死率的特点。

李斯特菌脑干脑炎的血培养的阳性率为 61%，而脑脊液培养阳性率仅为 11%～41%。MRI 检查被认为是李斯特菌脑干脑炎的重要鉴别手段，优于 CT。脑干脑炎是李斯特菌脑炎的一种特殊形式，主要累及脑干背侧及小脑。李斯特菌脑干脑炎脑脊液检查 WBC 计数及多核 WBC 比例显著低于其他细菌性脑膜炎，WBC 计数多 <1×

10^6/L，以淋巴细胞增多为主，涂片找李斯特菌阳性率仅为33%，易误诊为结核性脑膜炎。

李斯特菌脑干脑炎要选择合适的抗菌药物治疗，临床首选青霉素或氨苄西林，并可联合氨基糖苷类抗生素如庆大霉素。少数对青霉素过敏或耐药的病例，可根据药敏实验选择万古霉素或替考拉宁治疗。李斯特菌对三代头孢菌素多不敏感，故不推荐。

病例点评

李斯特菌脑干脑炎是一种少见的人畜共患的感染性疾病，其诊断依赖细菌培养结果，早期诊断较困难，预后差，病死率较高。因此临床工作中应该提高认识，加强防范和监管措施，及早反复送血培养和脑脊液培养，发现感染及时给予正确的治疗。

参考文献

1. 张玉想，王宇，王晓丹，等．单核细胞增多性李斯特菌脑干脑炎一例并文献复习．中华临床医师杂志（电子版），2015，9（23）：4491－4496.
2. Hernandez－Milian A，Payeras－Cifre A. What is new in listeriosis. Biomed Res Int，2014：358051.

（金　枫　提供病例）

015 多发性硬化一例

病历摘要

患者，男性，24岁。2011年5月及12月两次入院，主诉分别为"左手麻木活动不灵5个月，右手麻木活动不灵2周""左手麻木2个月，四肢活动不灵1个月"。

查体：2011年5月：意识清楚，言语正常，颅神经正常，右手握力略差，四肢腱反射正常，右侧Babinski征阳性。2011年12月：意识清楚，言语正常，颅神经正常，四肢肌力Ⅴ-，双侧Babinski征阳性。患者出现症状时的EDSS评分为2分，治疗好转后的EDSS评分为1分。风湿免疫各项指标均正常，脑脊液常规正常，寡克隆带阳性，血清NMO-IgG阴性。

头MRI（2011年5月）：左侧半卵圆区、双侧侧脑室角及体旁白质、左侧额叶颞叶皮质下、右侧脑干缘可见斑片状及斑点状长 T_2 信号影，无强化（图27）。

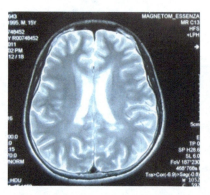
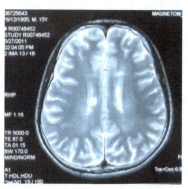

图27　颅脑 MRI

颈椎 MRI（2011年10月）：C2～C4 可见脊髓肿胀，其内可见稍长 T_1、长 T_2 信号影，无强化（图28）。

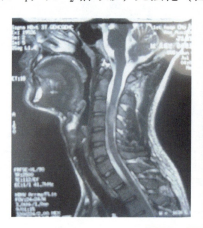
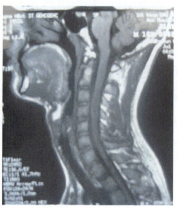

图28　颈椎 MRI

按照 McDonald2010 年诊断标准（表1），患者符合诊断标准，确诊为多发性硬化。于2012年2月开始使用干扰素β，曾出现白细胞下降，应用升白药物一段时间后好转。病情一直平稳。2014年3月出现一次复发，右侧肢体活动差，激素冲击后症状有好转。患者应用干扰素到2016年初，因为国内干扰素停止使用断药，停用干扰素两年中有两次比较轻微的复发，EDSS 评分没有明显变化。

表1 多发性硬化 McDonald 2010 诊断标准

临床表现	诊断 MS 必需的进一步证据
≥2 次临床发作；≥2 个病灶的客观临床证据或 1 个病灶的客观临床证据并有 1 次先前发作的合理证据	无
≥2 次临床发作；1 个病灶的客观临床证据	空间的多发性需具备下列 2 项中的任何一项： • MS 4 个 CNS 典型病灶区域（脑室旁、近皮质、幕下和脊髓）中至少 2 个区域有 ≥1 个 T_2 病灶 • 等待累及 CNS 不同部位的再次临床发作
1 次临床发作；≥2 个病灶的客观临床证据	时间的多发性需具备下列 3 项中的任何一项： • 任何时间 MRI 检查同时存在无症状的钆增强和非增强病灶 • 随访 MRI 检查有新发 T_2 病灶和/或钆增强病灶，不管与基线 MRI 扫描的间隔时间长短 • 等待再次临床发作
1 次临床发作；1 个病灶的客观临床证据（临床孤立综合征）	空间的多发性需具备下列 2 项中的任何一项： • MS 4 个 CNS 典型病灶区域（脑室旁、近皮质、幕下和脊髓）中至少 2 个区域有 ≥1 个 T_2 病灶 • 等待累及 CNS 不同部位的再次临床发作 时间的多发性需符合以下 3 项中的任何一项： • 任何时间 MRI 检查同时存在无症状的钆增强和非增强病灶 • 随访 MRI 检查有新发 T2 病灶和/或钆增强病灶，不管与基线 MRI 扫描的间隔时间长短 • 等待再次临床发作
提示 MS 的隐袭进展性神经功能障碍（PPMS）	回顾性或前瞻性调查表明疾病进展持续 1 年并具备下列 3 项中的 2 项： • MS 特征病灶区域（脑室旁、近皮层或幕下）有 ≥1 个 T_2 病灶以证明脑内病灶的空间多发性 • 脊髓内有 ≥2 个 T_2 病灶以证明脊髓病灶的空间多发性 • CSF 阳性结果（等电聚焦电泳证据表明有寡克隆区带和/或 IgG 指数增高）

病例分析

多发性硬化是以中枢神经系统白质脱髓鞘病变为特点的自身免疫病。本病多在成年早期发病，女性多于男性，大多数患者表现为反复发作的神经功能障碍，多次缓解复发。病变常见部位为侧脑室周围白质、视神经、脊髓、脑干和小脑。临床特点为症状和体征的空间多发性和病程的时间多发性。多发性硬化的确切发病机制不清，可能与病毒感染、自身免疫反应或遗传等多种因素有关。多发性硬化多于20~40岁起病，起病方式以急性和亚急性多见。大多数患者在临床上表现为空间的多发性和时间的多发性，空间多发性是指病变部位的多发，时间多发性是指缓解-复发的病程。每次复发通常都残留部分症状和体征，逐渐积累使病情加重。多发性硬化患者大脑、脑干、小脑、脊髓和视神经都可以受累，所以其临床症状和体征多种多样，以视力障碍、肢体无力和感觉异常最为常见。MRI是多发性硬化最有意义的辅助诊断手段，目前应用的McDonald2010年诊断标准，MRI具有非常重要的作用。该患者符合诊断标准，可以确诊为多发性硬化，在复发期应用了激素冲击治疗，缓解期应用干扰素β，患者病情相对稳定，有复发，但症状不重，EDSS评分没有明显变化。

病例点评

患者为年轻男性，病程7年，缓解复发，头部和颈部MRI的表现非常典型，寡克隆带阳性，血清NMO-IgG阴性，按照McDonald2010年诊断标准，确诊为多发性硬化。在复发期应用了激素冲击治疗，缓解期应用干扰素β，患者病情相对稳定。遗憾的是干扰素β由于国内无药，患者只能停用，幸运的是这两年虽有发作，但症状较轻。用于缓解期的药物种类很多，但是国内已经有两年多的时间无药可用，希望有更多的药物进入国内市场，给患者更有效的治疗。

（吴　哲　提供病例）

016 脂质沉积性肌病一例

病历摘要

患者，男性，49岁。患者于3年前无诱因出现双下肢无力，可自行行走，1年前出现咀嚼费力，表现为开始进食时咀嚼尚可，逐渐咀嚼费力，6个月前出现双足麻木感，走路踩棉花感，3个月前出现双上肢无力，双下肢无力加重至不能独立行走，2个月前出现双下肢肉疼，为活动后出现，并出现抬头费力。无晨轻暮重，症状无波动。于外院就诊，诊断为周围神经病，口服维生素 B_1、甲钴胺治疗无好转。体重近1年下降20余斤。病来无发热，无头晕及复视。

既往史：输尿管结石。

家族史：无。

查体：神志清楚，言语正常，颅神经查体正常，抬头困难，耸肩力弱。双上肢近端肌力Ⅳ级，远端Ⅴ级。双下肢肌力Ⅳ-。BCR、TCR（L+，R+），PSR、ASR（L-，R-），Babinski（L-，R-），双膝以下痛觉减退，深感觉正常。

辅助检查：

（1）肌电图（外院）：双正中神经、双腓浅神经感觉神经传导速度减慢；右正中神经、左腓总神经运动神经传导速度正常，远端潜伏期延长；左正中神经运动神经传导速度减慢，远端潜伏期延长。

（2）肌电图（我院）：右拇短展肌、右胫前肌、左股四头肌呈可疑神经源性损伤；左胸锁乳突肌未见神经源性及肌源性损伤。右正中神经、右尺神经、右腓总神经、左胫神经运动神经传导速度正常；右正中神经、右尺神经、右腓肠神经、左胫后神经感觉神经传导速度正常。

（3）肺CT：双肺下叶轻度间质改变。右肺局限性小囊肿。

（4）全腹CT：肝囊肿，脾内钙化灶。右输尿管末端结石。

（5）化验：风湿系列，肿瘤系列，贫血系列，肾功，血、尿常规均正常。心肌酶：CK 2686U/L，LDH 702U/L，AST 346U/L，ALT 124U/L。余肝功均正常。

（6）左肱二头肌病理检查（北京某医院）：肌纤维内脂肪滴增多，伴个别肌纤维坏死、再生，符合肌病样病理改变特点。

（7）尿有机酸谱检验（北京某专科门诊部）：乙酰乙酸、3-羟基丙酸、丙二酸、乙酰丙二酸、甘油酸、3-甲基戊烯二酸、2-羟基戊二酸、3-羟基戊二酸、3-羟基苯乙酸、2-羟基己二酸、4-羟基苯乳酸浓度增高，提示酮症、营养障碍、肝损伤，需注意排除戊二酸尿症2型可能。

(8) 氨基及肉碱谱检验（北京某专科门诊部）：辛酰肉碱、葵酰肉碱、葵烯酰肉碱增高，提示中链酯酰辅酶 A 脱氢酶缺乏。

病例分析

脂质沉积性肌病（lipid storage myopathy，LSM）是指原发性脂肪代谢途径中的酶或辅基缺陷导致的，以肌纤维内脂肪沉积为主要病理特征的一组肌病。临床表现为进行性肌肉无力和运动不耐受，病程可有波动性。我国约 90% 的 LSM 病因为晚发型多酰基辅酶 A 脱氢酶缺陷（MADD），即戊二酸尿症 II 型。MADD 是一种以反复发作的非酮症或低酮症性低血糖、代谢性酸中毒、轻度高氨血症和脂质沉积性肌病为特征的常染色体隐性遗传的代谢综合征，是由电子转运黄素蛋白（ETFA/B）或电子转运黄素蛋白脱氢酶（ETFDH）基因突变所致脂肪酸、支链氨基酸和胆碱代谢障碍导致。

该病临床特点：2~64 岁均可起病，10~40 岁好发，男女比例相当，可有同胞发病。饥饿、寒冷、感染和妊娠等应激状态可为 LSM 发作的诱发因素。起病隐匿，慢性或亚急性病程，呈持续性或波动性肌无力，肌无力症状可有自发缓解。患者多以运动不耐受起病，表现为行走数百米即出现明显疲劳伴肌肉酸痛，休息后可缓解。90% 以上的 LSM 患者有四肢近端和躯干肌肉受累，表现为蹲起费力，上楼困难。多数患者躯干肌和颈伸肌群受累严重，表现为抬头无力，严重时出现"垂头"征。约 50% 的患者咀嚼肌受累，不能吃较硬的食物，进食期间需要多次停顿休息，类似重症肌无力的病态疲劳现象，但无明显晨轻暮重表现。部分患者有不同程度的吞咽困难。轻症患者肌萎缩不明显，重症者可见肢体近端和躯干肌肉萎缩，椎旁肌尤为显著。10% 的患者可有肌肉疼痛或压痛。约 20%

的患者有发作性呕吐或腹泻。部分患者在病情加重期间可能出现横纹肌溶解。一些患者不耐受高脂肪和高蛋白饮食。约20%的患者B超检查可发现有轻至中度脂肪肝。

实验室检查：肌电图：主要表现为肌源性损伤，可见低波幅短时限多相运动单位电位（motor unit action potentials，MUAPs），少数病例伴有异常自发电位，如纤颤电位或正锐波，募集电位可表现为病理干扰相。部分患者可见MUAPs时限增宽，多相波百分百增高，可能为慢性肌病再生支配所致，或源于肌源性损伤合并神经源性损伤。少数患者MUAPs的时限和波幅可在正常范围。神经传导：部分患者运动、感觉神经传导测定可见异常，主要表现为动作电位波幅降低，而传导速度相对正常。血清肌酸激酶可正常或轻至中度升高，多在2000U/L以下。生化化验：发作期尿有机酸分析示戊二酸、挥发性短链有机酸（异戊酸、异丁酸）、乙基丙二酸、3-羟基异戊酸、2-羟基戊二酸、己二酸、辛二酸等浓度升高；血脂酰肉碱谱分析可见中、长链脂酰肉碱增高。少数患者可有无症状性低血糖和高氨血症。肌肉病理：光镜：HE染色肌纤维内可见大量散在的细小圆形空泡，严重者可见融合的大空泡，肌纤维呈破碎样外观；坏死和再生纤维罕见。分子生物学检查：基因分析可见*ETFDH/ETFA/ETFB*基因突变。

治疗：单用核黄素治疗（30~120mg/d），1~2周后临床症状开始有改善，4~6周后肌力明显恢复，1~3个月后多数患者体力劳动或运动能力完全恢复正常，少数患者仍不耐受高强度的体力活动。有些患者使用大剂量辅酶Q10（150~500 mg/d）治疗也可取得很好的效果。肉碱可作为核黄素治疗的辅助用药，但并不增加疗效。

病例点评

该患者慢性起病，逐渐加重，主要表现为近端肌肉无力，肌酸激酶增高。但肌电图未发现肌源性损伤。通过病理活检及血尿生化化验最后确诊为脂质沉积性疾病。经予以维生素 B_2 治疗患者病情好转。对于临床症状考虑肌肉病的患者，如果电生理检查不符合，应尽早行肌肉活检明确诊断，及时治疗。

（邓淑敏　提供病例）

017 神经梅毒一例

病历摘要

患者，姜某，53岁。患者于9个月前无明显诱因突然出现记忆力下降，表现为做菜忘记放盐、丢三落四，发呆发傻，不认识家人，于当地医院住院治疗好转出院，出院后仍出现记忆力下降逐渐加重，于2个月前突然出现左侧肢体不自主抖动，伴一过性神志不清，发作过程中无舌咬伤，无口吐白沫，无尿便失禁，上述症状2分钟后好转，于当地医院住院治疗，行腰穿检查结果提示：压力正常，脑脊液无色透明，白细胞计数 15.0×10^6/L，潘迪氏弱阳性，蛋白定量 0.50g/L，氯化物 122mmol/L，糖定量 3.52mmol/L，按脑炎治疗后出院，出院后10天再次出现上述症状，伴有胡言乱语，左侧肢体抖动，不能行走，发呆发傻，经住院积极治疗后基本能认识家人，遗留左侧肢体活动无力，症状较前好转出院。4 天前突然出现不爱说话，不理解他人问话，不能配合各种指示动作，发傻发呆较前加重，为求进一步诊治来我院。患者病来无发热，无恶心、呕吐，无饮水呛咳及吞咽困难。饮食、睡眠可，二便正常，近期体重无明显减轻。可疑肝性脑病史 1 年半。

既往史：否认高血压、冠心病、糖尿病病史。肝硬化史 40 年，脾切除史 20 年。

查体：神志恍惚，查体不合作，言语查体无法配合，发音查体无法配合。双瞳孔等大正圆，D≈3.0mm，光反应灵敏。双眼向各方向运动充分，无眼震。双侧额纹及鼻唇沟对称，软腭及悬雍垂查体无法配合，咽反射查体无法配合，伸舌查体无法配合。颈强阴性。左上肢近端肌力Ⅴ级，远端肌力Ⅳ级，左下肢近端肌力Ⅴ级，远端肌力Ⅳ级，右上肢近端肌力Ⅴ级，远端肌力Ⅳ级，右下肢近端肌力Ⅴ级，远端肌力Ⅳ级。四肢肌张力正常。BCR（L：++，R：++），TCR（L：++，R：++），PSR（L：++，R：++），ASR（L：++，R：++）。Babinski 征（L：-，R：-）。痛觉、轻触觉、运动觉、位置觉、振动觉查体不合作。指鼻试验查体无法配合。跟膝胫试验查体无法配合。

辅助检查：

颅脑 MR 平扫 + 弥散成像（2018 - 2 - 20，外院）：脑梗死，弥散像右丘脑异常信号，急性期脑梗死待除外，建议随诊复查。（图29）

颅脑 MRI 平扫 + 增强 + 弥散成像：脑内多发异常信号，符合脑炎改变，右侧顶叶局部皮质板层坏死。双侧基底节、右侧丘脑略短 T_1 信号影，代谢性病变？（图30）

脑电图（2018 - 2 - 23，外院）：重度异常脑电图。

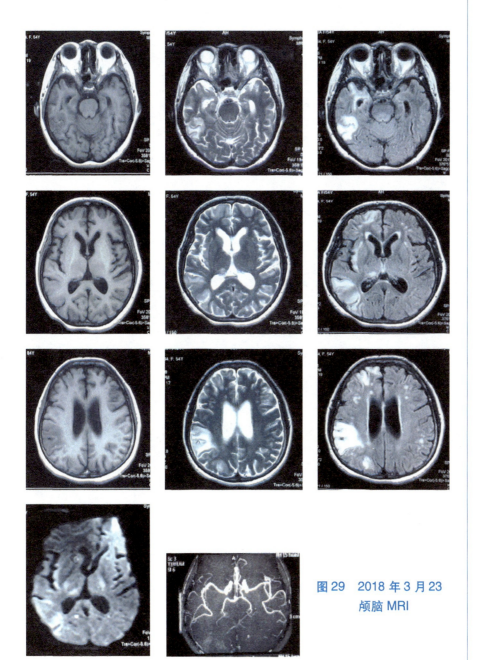

图29 2018年3月23颅脑MRI

血清副肿瘤综合症检测、自身免疫性脑炎检测（2018-3-29，某检验公司）：无异常。

血清中枢神经系统脱髓鞘疾病检测（2018-4-3，某检验公司）：无异常。

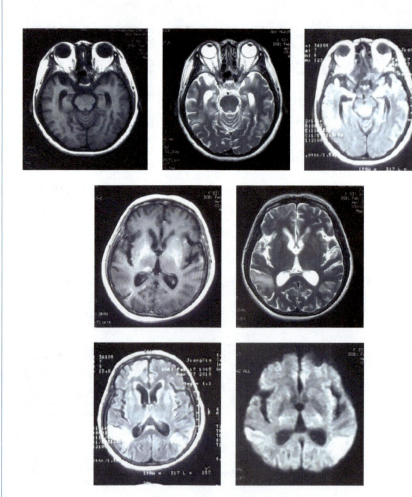

图 30 本次入院后颅脑 MRI

脑脊液结果（2018-4-24，外院）：脑脊液无色透明，白细胞计数 15.0×10^6/L，潘迪氏弱阳性，蛋白定量 0.50g/L，氯化物 122mmol/L，糖定量 3.52mmol/L。

贫血系列（2018-3-3，外院）：叶酸 4.62ng/ml，维生素 B_{12} 132.00pg/ml，铁蛋白 7.70 ng/ml。

动态心电图结果（2018-4-29，本院）：（1）窦性心律不齐；（2）偶发房性早搏，成对房性早搏伴室内差异性传导；（3）下壁、侧壁导联异常 Q 波。

心脏彩超：左房大，左室心肌轻度肥厚，永存左上腔静脉可能性大，静息状态下左室整体收缩功能正常。

肺 CT：双肺间质性改变，陈旧病变。双肺背侧少许条片影，请结合临床病史。

血浆氨测定（2018-5-1，本院）：52μmol/L。

凝血四项：血浆凝血酶原时间 PT 14.4s，血浆纤维蛋白原 Fg 4.42g/L。

乙肝六项（2018-4-26，本院）：乙型肝炎表面抗原测定 HBsAg 46.16IU/ml，乙型肝炎 e 抗体测定 HBeAb 0.27S/CO，乙型肝炎核心抗体测定 HBcAb 9.41S/CO。

梅毒 RPR 滴度（＋），RPR 1∶32 阳性（＋），1∶64 阴性（－）。

梅毒螺旋体特异抗体测定（发光法）：TP 45.67S/CO。

血浆乳酸测定：LAC 18.2mg/dl。

腰穿结果（2018-4-27，本院）：无色透明脑脊液，放松后测压力为 100mmH$_2$O。腰穿结果回报：脑脊液常规：脑脊液总蛋白测定 1074mg/L，脑脊液葡萄糖测定 2.5mmol/L，脑脊液氯测定 125mmol/L，细胞数 $34×10^6$/L，多核细胞 NEU 3%，单个核细胞 LYM 97%。特殊细菌涂片检查（隐球菌）：未找到隐球菌。未查到瘤细胞。（脑脊液）自身免疫性脑炎抗体阴性，（血清）自身免疫性脑炎抗体：阴性。

腰穿结果（2018-5-3，外送沈阳市某医院）：脑脊液：梅毒螺旋体特异性抗体 369S/CO，梅毒非特异性抗体（RPR）：1∶1 阳性。

病例分析

神经梅毒是梅毒螺旋体在全身系统播散的同时侵犯神经系统导致神经功能障碍。神经梅毒按病程和累及的组织部位分为早期和晚期神经梅毒。早期神经梅毒包括梅毒螺旋体引起的仅有脑脊液异常、未明显累及神经组织的无症状神经梅毒和仅累及脑脊膜及其血管等间质引起的脑脊膜梅毒、脑脊膜血管梅毒；晚期神经梅毒则是指梅毒螺旋体侵犯脑和脊髓实质引起的麻痹性痴呆、脊髓痨及脑脊髓树胶肿等。但早、晚期神经梅毒的划分在时间上很难界定。对有症状的神经梅毒而言，脑脊膜梅毒、脑脊膜血管梅毒、脑实质梅毒很可能是疾病进程形成的病谱，之间症状常有重叠。神经梅毒的诊断主要依据有是否有梅毒感染史，是否存在对治疗的血清抵抗现象，神经系统症状等，有必要做脑脊液的相关检查，以便确诊。有症状神经梅毒则更为复杂，必须与其他神经系统炎症性疾病、肿瘤等鉴别。诊断可按以下进行：根据临床症状结合影像学证据，进行病变定位诊断后继续进行神经梅毒相关的各项检查。脑脊液检出梅毒螺旋体或 VDRL 阳性，即可确诊神经梅毒（包括无症状者），按定位定性结果，确定神经梅毒类型；脑脊液常规检测结果符合神经梅毒诊断标准，RPR、TPPA 均阳性，可诊断神经梅毒，结合影像学检查确定神经梅毒类型。

病例点评

该患者为急性起病，反复发作逐渐进展，临床表现有意识障碍，认知功能障碍，于当地医院按病毒性脑炎治疗后虽略有好转，仍有发作并不断加重，临床表现左右两侧半球均有受累表现。最后经脑脊液梅毒检测考虑诊断为神经梅毒，经青霉素治疗患者病情明显好转。神经梅毒临床症状复杂，可以是脑膜神经梅毒与脑髓神经梅毒混合存在，可以是麻痹性痴呆与梅毒性脑膜炎同时存在。需要与中枢神经系统炎症、肿瘤及脑血管病相鉴别。应该结合血清学、脑脊液检查及神经系统影像学结果，综合分析做出诊断，做出及时治疗。

（邓淑敏　提供病例）

018 隐球菌性脑膜脑炎一例

病历摘要

患者，男性，44 岁。主诉：头痛 3 个月，加重伴呕吐 2 个月。3 个月前无明显诱因出现间断性头痛，表现为全头部胀痛，无发热及呕吐，当时未就诊。2 个月前头痛加重，伴恶心呕吐，当时体温 38℃，头痛持续无缓解。来我院急诊给予脱水降颅压等对症治疗后症状略好转，遂收入病房。病来无意识障碍及抽搐，无视物模糊及视物成双，无饮水呛咳及吞咽困难，无肢体活动不灵。

体格检查：神志清楚，言语流利，颅神经查体未见异常，颈强阳性，四肢肌力肌张力正常，腱反射正常，Babinski（L：+，R：-），深浅感觉检查未见异常，左侧指鼻试验及跟膝胫试验欠稳准，右侧共济运动正常。

辅助检查：

2017-12-20 腰穿结果：压力 300mmH$_2$O，细胞数 77×10^6/L（NEU：26%，LYM：74%），蛋白 1077mg/L，葡萄糖 3.1mmol/L，氯化物 119mmol/L。特殊细菌涂片检查隐球菌（-）。

2017-1-2 腰穿结果：压力>300mmH$_2$O，细胞数 130×10^6/L（NEU：55%，LYM：45%），蛋白 476mg/L，葡萄糖 2.9mmol/L，氯化物 118mmol/L。特殊细菌涂片检查隐球菌（+）。

2017-12-27 颅脑增强 MRI：双侧基底节区、右侧大脑脚、双侧小脑及脑膜异常强化灶，双侧基底节区、右侧大脑脚合并少量出血，炎性改变？（图31）

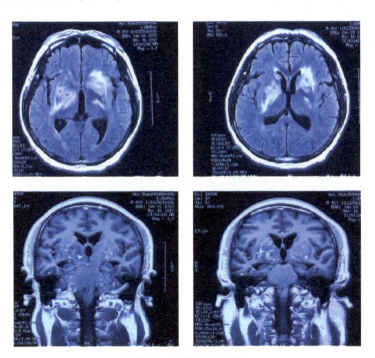

图31　颅脑增强 MRI

2017-12-20 脑电图：广泛中度异常脑电图。两侧导联可见较多的 10~60μV、1.5~7c/s 的 δθ 波；全部导联可见阵发性 1.5~5c/s 慢波。

2017 – 12 – 18 肺 CT、全腹增强 CT 未见确切异常。

诊断：隐球菌性脑膜脑炎。

治疗：

1）抗真菌治疗：诱导治疗：两性霉素 B 静点联合氟胞嘧啶口服治疗 6 周。巩固期：改为氟康唑静点，后改为口服氟康唑。

2）控制颅高压：治疗性腰穿（每 5～7 天一次）；腰大池引流 1 周。

随访：目前随访已 2 个月，口服氟康唑维持中，无发热头痛。

病例分析

本病例既往身体健康，慢性起病，以持续加重的头痛及呕吐为主要症状。颅脑磁共振成像（MRI）示脑实质内有异常病灶，双侧基底节区、右侧大脑脚、双侧小脑及脑膜异常强化灶。脑电图提示广泛中度异常。入院首次腰穿未查到隐球菌，通过仔细询问病史，患者工作环境中有大量鸽舍，鸽粪堆积无人打扫，卫生条件差，且患者习惯搔抓小腿皮肤，皮肤上常有破损。因此主治医生建议复查腰穿，第二次腰穿脑脊液墨汁染色即发现了新型隐球菌。结合病史及辅助检查，诊断隐球菌性脑膜脑炎。目前隐球菌性脑膜炎诊断方法主要有隐球菌墨汁染色、培养，乳胶凝集试验及侧流免疫分析，新的半定量侧流分析对隐球菌血症抗原筛查起到良好的辅助作用，但不是所有的医院都能开展，因此反复复查腰穿进行墨汁染色及培养仍是十分重要的。两性霉素 B、氟胞嘧啶、氟康唑等抗真菌药物是隐脑治疗的一线药物。在本病例中，首先给予两性霉素 B 静点和氟胞嘧啶口服进行诱导治疗 6 周，然后改为氟康唑维持及巩固治疗，取得了满意的临床效果。

病例点评

隐球菌性脑膜脑炎是致死率及致残率较高的一种颅内感染。规范的抗真菌治疗方案和积极控制颅内高压是治疗的核心内容。颅内高压是隐脑常见并发症,大约40%的隐脑患者脑脊液压力超过300mmH$_2$O。部分患者疾病初期颅内高压没有症状,而是在疾病后期出现,尤其是抗真菌治疗的第2~3周。美国传染病协会建议脑脊液压力大于250mmH$_2$O给予间断腰穿引流,使脑脊液压力降至200mmH$_2$O或初始压力的50%以下,不推荐甘露醇等药物作为常规降颅压治疗,当内科保守治疗效果不佳或脑疝形成时,建议积极早期采取外科手术干预治疗包括脑室外引流术、侧脑室-腹腔分流术、腰穿置管引流术等。

(原丽英　提供病例)

019 椎-基底动脉扩张延长症一例

病历摘要

患者，男性，50岁。主诉：言语不清及右侧肢体活动不灵1天。

现病史：1天前无明显诱因出现言语不清，右侧肢体活动不灵，表现为右手持物无力，右下肢走路力弱，走路向右偏，就诊于我院急诊，头CT提示颅内多发梗死灶，遂入院治疗。病来偶有饮水呛咳，无吞咽困难，无视物成双，无听力下降及耳鸣，无意识障碍，无头痛头迷，饮食睡眠及二便正常。

既往史：2013年10月因右侧肢体活动不灵就诊于外院，诊断为脑梗死，治疗后未留后遗证。2014年3月，患者因头迷、右侧肢体活动不灵就诊于外院，诊断为脑梗死，治疗后遗留轻微右侧肢体活动不灵，可以独立行走。高血压病史 15 年，血压最高 240/140mmHg，未规律服药。冠心病 20 余年。吸烟史 20 年，20 支/天。

体格检查： 神志清醒，构音障碍，双瞳孔等大正圆，D = 3.0mm，光反应灵敏，双眼向各方向运动充分，无眼震，双侧额纹对称，右侧鼻唇沟浅，伸舌居中，左侧肢体肌力正常，右上肢肌力Ⅳ级，右下肢肌力Ⅳ+级，四肢肌张力正常，四肢腱反射正常，Babinski 征（R：+，L：+），感觉查体未见确切异常，指鼻试验双侧欠稳准，跟膝胫试验双侧欠稳准。

辅助检查：

头 CT：脑干可见片状低密度灶（图 32）。

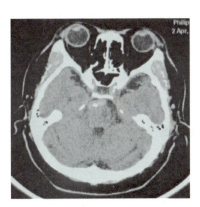
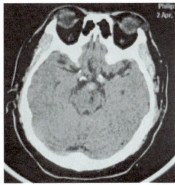

图 32　头 CT：脑干可见片状低密度灶

头 MRI：右侧桥脑可见新发脑梗死（图 33）。

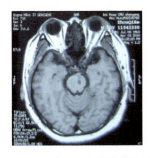
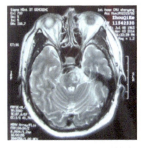
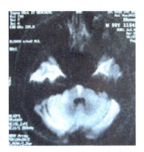

图 33　头 MRI：右侧桥脑可见新发脑梗死

头颈 CTA：可见迂曲、扩张的基底动脉，D=0.54cm（图 34）。

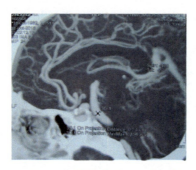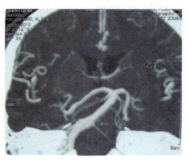

图 34　头颈 CTA：可见迂曲、扩张的基底动脉，D=0.54cm

诊断：急性脑梗死，椎-基底动脉扩张延长症，高血压病 3 级。

治疗：在院期间：抗血小板治疗：阿司匹林 100mg，日一次口服；立普妥 40mg，日一次口服，尤瑞克林 0.15PNA 日一次静点。

出院医嘱：阿司匹林 100mg，日一次口服；立普妥 40mg，日一次口服。

随访：恢复良好，日常生活可自理，3 个月内未再发脑血管病。

病例分析

本病例诊断为急性脑梗死，既往有高血压病史及 2 次脑梗死病史，完善头颈 CTA 检查时发现椎-基底动脉扩张延长。20 世纪 80 年代，Smoker 提出椎-基底动脉扩张延长症（vertebrobasilar dolichoectasia，VBD）的概念，其特点是椎基底动脉显著的扩张、延长及迂曲。VBD 病因尚不明确，目前大多学者认为 VBD 是动脉壁缺陷及高血压、动脉粥样硬化等多重因素相互作用的结果。多数学者认为动脉粥样硬化并不是主要原因，而先天性动脉壁内弹力膜的广泛缺陷及中膜网状纤维的缺乏才是基本原因，在高血压、动脉粥样硬化等多重因素的作用下进一步发展的结果。在后循环梗死患者中 VBD 的发生率为 3.7%。VBD 可以没有任何临床症状，临床表现差异很大，主要有：(1) 缺血性卒中；(2) 脑神经及脑干压迫症状；(3) 脑出血；(4) 脑积水。曾有报道 VBD 被误诊为面神经炎、多系统萎缩等，认识该疾病，及时做出正确诊断具有很大的临床意义。

病例点评

目前 VBD 的 CTA/MRA 诊断标准参照 Ubogu 等提出的半定量标准：满足以下任意一条即可诊断 VBD，基底动脉或椎动脉直径 >4.5mm，或侧方移位 >10mm，基底动脉全长 >29.5mm，或椎动脉颅内段长度 >23.5mm。本例患者基底动脉迂曲延长，D = 0.54cm，符合 VBD 诊断标准。VBD 可能引起脑卒中之外的临床症状，需要仔细鉴别。

VBD 的治疗目前尚无特效方案，临床上治疗方法主要包括内科对症治疗及外科手术干预。有学者推荐用抗凝治疗替代抗血小板治疗，但可能增加出血风险，并且缺少大样本的临床证据。

（原丽英　提供病例）

020 卵巢性脑白质营养不良一例

病历摘要

患者，女性，24岁。主诉：双下肢无力1年半，双手不自主抖动1年。患者于1年半前于工作时无明显诱因突然出现双下肢无力，上下楼尤为明显，但能自行行走。半年后出现双手不自主抖动，精细活动时加重，用筷子去夹东西时手抖加重，休息和睡觉时手抖消失。1个月出现走路时后颈部和左肩针刺样疼痛。为进一步诊治入我院。病来无头痛头晕，无抽搐，无肢体麻木，无复视、视物不清和视物旋转。无饮水呛咳和吞咽困难。近1年来有尿急，憋不住尿，偶有尿失禁，大便正常。近1年半体重增加30余斤。

个人史：正常顺产儿，无不良嗜好，学校时学习成绩差。月经史：20岁月经初潮，月经周期极不规律，3年前开始服用雌、孕激素和中药汤药，月经规律来潮4个月。停药后即闭经至今。否认遗传病家族史。

专科查体：神清语利，定向力和记忆力正常，计算力减退。双瞳孔等大正圆，D=3.0mm，光反应灵敏。颅神经正常。双上肢肌力Ⅴ级，双下肢肌力Ⅲ+级。双上肢肌张力正常，双下肢肌张力高，呈折刀样肌强直。BCR（+++，+++），TCR（+++，+++），PSR（+++，+++），ASR（+++，+++）。Hoffmann（+，+），Babinski（+，+）。深、浅感觉正常。指鼻试验准确，跟膝胫试验无法合作。双足呈弓形足。

辅助检查：

颅脑MRI平扫+增强：双侧大脑顶枕叶深部白质、内囊后肢呈长T2信号，增强扫描未见异常强化（图35）。子宫附件彩超（2010-3-9和2010-3-30，我院）：子宫小，双侧卵巢未显示。MMSE评分：26分。性激素：E2 5.85pg/ml，FSH 45.20IU/L，LH 11.5IU/L，PRL 10.20ng/ml，P 0.30mg/ml，TT 0.33mg/ml。ACTH（08：00）：8.73pg/ml，COR（08：00）：315nmol/L。芳基硫酸酯酶A、半乳糖脑苷酯酶、β-半乳糖苷酶、氨基己糖苷酶A均正常。极长链脂肪酸：二十二烷酸（C22）、二十四烷酸（C24）、二十六烷酸（C26）均正常。遗传病全外显子组基因测序未见基因突变位点。

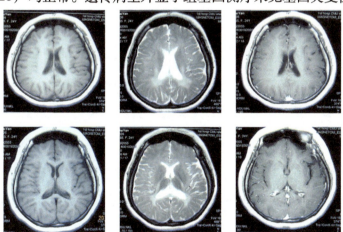

图35 颅脑MRI平扫+增强：双侧大脑顶枕叶深部白质、内囊后肢呈长T_2信号，增强扫描未见异常强化

病例分析

卵巢脑白质营养不良（ovarioleukodystrophy，OLD）是极罕见的综合征，目前国内仅报道1例，其特征是卵巢功能衰竭和脑白质营养不良，主要表现精神智能和运动障碍。1997年，美国Chiffmann等首次报道了4例年龄在15～29岁的女性病例。她们均有中枢神经系统白质病变和原发性卵巢功能衰竭。所有患者最初发育均正常，但3名患者有临界状态的低IQ和在学校学习困难。2名患者无月经初潮，1名患者初潮后停经，第4名患者在13岁出现卵巢功能早衰。头MRI示弥漫性白质病变。所有患者的核型正常，对已知的脑白质营养不良疾病、代谢性疾病和导致卵巢功能衰竭的疾病进行广泛的筛查也均正常。所有患者的下丘脑-垂体轴正常，但性激素原发性缺乏。提出一个新的综合征，即卵巢脑白质营养不良。临床表现包括卵巢功能衰竭，持续6个月以上的闭经，精细运动受损，痉挛性步态，认知功能下降，腱反射亢进，低雌孕激素水平，高促性腺激素水平，视神经萎缩等。其发病机制尚不清楚，卵巢功能衰竭和脑白质营养不良同时出现提示可能是有一条共同的病理生理途径，通过调节蛋白合成而影响神经胶质细胞和卵巢卵泡。大部分病例与编码真核起始因子2B（eukar-yotic initiation factor 2B，EIF2B）亚单位的基因发生突变有关，如 *EIF2B5* 基因的338G > A（Arg113His）、896G > A（Arg299His），*EIF2B4* 基因的1393C > T、1465C > T，*EIF2B2* 基因。*EIF2B* 基因突变可影响蛋白质的翻译启动过程。神经症状和卵巢衰竭的严重程度与 *EIF2B* 活性下降程度相关。但文献报道部分患者可以不存在 *EIF2B* 基因突变，本病例无 *EIF2B* 基因突变。本病目前尚无特异性治疗方法，以对症支持为主。雌激素和孕激素替代治疗和糖皮质激素均无效。有报道通过体外人工受精和胚胎移植成功怀孕，但会加重该病的神经症状。

病例点评

（1）对于同时具有脑白质病变和卵巢功能衰竭的患者，应考虑卵巢脑白质营养不良。

（2）需除外其他类型的脑白质营养不良病，如肾上腺脑白质营养不良、异染性脑白质营养不良等。

（3）检测 *EIF2B1* ~ *EIF2B5* 基因，但有部分患者可以无该基因突变。

（刘　芳　提供病例）

021 自发性低颅压综合征致静脉窦血栓形成一例

病历摘要

患者,男性,35岁。主诉:头痛15天,左侧肢体麻木3天。患者于15天前无明显诱因突然出现双侧后枕部搏动性头痛,逐渐加重,累及前额部和颈部僵硬不适。头痛程度剧烈,与体位变化有关。坐位或站立位时头痛加重,平卧时可减轻。9天前头痛程度加重,体位变化时头痛无明显改变。伴恶心,未吐。3天前出现左侧肢体麻木,以左手指尖为著。

既往史:高血压2年,否认外伤史。神经系统查体无阳性体征。

入院后完善颅脑MRI平扫+增强(图36)示:硬脑膜弥漫性增厚、强化,桥前池变窄,双侧侧脑室变小。颅脑增强MRV(图37):上矢状窦、直窦、窦汇、右侧横窦低信号充盈缺损区,考虑静脉窦血栓，周围侧支血管形成。

诊断低颅压综合征致静脉窦血栓形成。给予大量补液和抗凝治疗18天后出院，出院前头痛明显好转，出院后1周头痛完全消失。出院后继续口服抗凝药。发病后3个月复查颅脑增强MRV（图38）示静脉窦血栓大部分再通。

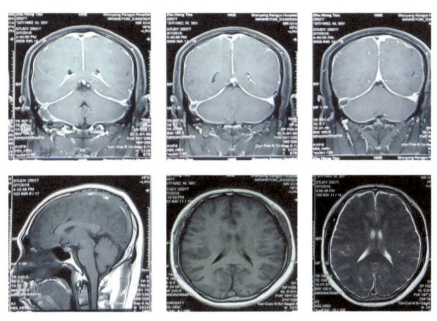

图36　颅脑MRI平扫+增强示硬脑膜弥漫性增厚、强化；
桥前池变窄，双侧侧脑室变小

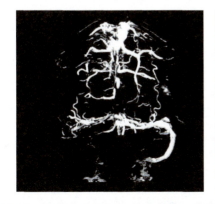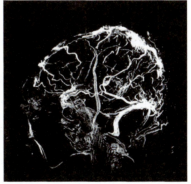

图37　颅脑增强MRV：上矢状窦、直窦、窦汇、右侧横窦低信号充盈缺损区，
考虑静脉窦血栓，周围侧支血管形成

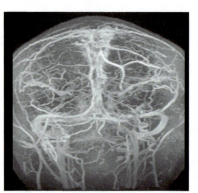
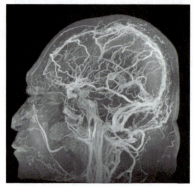

图38 颅脑增强MRV：上矢状窦、横窦和乙状窦血栓较前明显再通

病例分析

自发性低颅压综合征（spontaneous intracranial hypotension，SIH）是指无特殊诱因（如颅脑外伤、脊椎穿刺等）出现颅内压低于60mmH$_2$O所产生的一系列临床症状，其特征性临床表现为体位性头痛（头痛于直立位出现或加重，平卧位减轻或消失）。颅脑MRI常作为SIH首选的检查手段，其特征性影像表现为硬脑膜弥漫性强化、脑组织下沉、垂体增大和硬膜下积液或出血。硬脑膜弥漫性增强增厚是颅内低压综合征的最具特征性表现，呈连续性线样增强，不伴结节性强化，不累及软脑膜。脑组织下沉也是SIH磁共振平扫的主要表现，包括中脑向下移位；鞍上池、桥前池变窄、桥脑前后径增大，以及小脑扁桃体向下移位等。脑组织下沉还可能因桥静脉撕裂引发硬膜下血肿。SIH并发CVT的病例较罕见，约占SIH患者中2%，发病率仅为1/100万。85%患者在就诊时最初的颅脑MRI检查中均已显示CVT与SIH的神经影像学特征，15%患者MRI首先表现为SIH的特征，病情变化后复查MRI时才显示CVT的存在。美国制定的CVT诊断和处理指南中指出SIH作为CVT的少见

病因。低颅压综合征致静脉窦血栓形成多为继发性，如腰穿、麻醉等医源性操作，外伤，全身性疾病（脱水、尿毒症、糖尿病昏迷、脑膜炎、全身性感染）等，少数为自发性。低颅压综合征致静脉窦血栓形成的机制是依据 Monroe – Kellie 原理，颅脑容积恒定，也就是脑组织、脑血流量和脑脊液量的总和是恒定的。当低颅压综合征时，脑组织容积无法改变，脑脊液量减少，则脑血流量代偿性增多，主要表现为静脉和静脉窦的扩张。静脉窦扩张后，静脉血流速度减慢，血流淤滞，易形成静脉窦血栓。治疗包括针对低颅压综合征的大量补液和脑脊液漏修补，针对静脉窦血栓形成的抗凝治疗和血管内治疗。低颅压综合征致静脉窦血栓形成的病例多数预后良好，但是如果不能早期发现和及时治疗，特别是出现癫痫及颅内出血等严重并发症时会严重影响预后。

病例点评

（1）对于低颅压综合征患者，当头痛性质发生改变，不再具有体位性，由与体位相关的间断性头痛变成持续性头痛，要考虑合并静脉窦血栓形成的可能。

（2）在 SIH 过程中出现新的神经系统症状和体征（如头痛加重、视乳头水肿、复视、癫痫发作或局灶性神经缺损等），要警惕静脉窦血栓形成。

（3）颅脑 MRI 和 MRV 是诊断 SIH 合并 CVT 的主要手段。

（4）治疗以补液和抗凝为主，切勿不详细询问头痛的病史滥用脱水降颅压药物，导致病情加重。

（刘　芳　提供病例）

022 感染性心内膜炎所致混合性卒中一例

病历摘要

患者，女性，54岁。于2017年8月17日以"口角歪斜、左上肢活动不灵3小时"为主诉来诊。患者于来诊前3小时突然出现左嘴角流口水，嘴向右歪斜，进食呛咳，同时出现左上肢活动不灵。

既往患二尖瓣关闭不全病史6年。

入院查体：神志清醒，构音障碍，双侧瞳孔等大，光反应灵敏，左侧中枢性面舌瘫。左上肢肌力Ⅰ级，左下肢肌力Ⅳ级，右侧肢体肌力正常，Babinski征（L：+，R：-）。NIHSS评分：5分。

初步检查：

(1) 头CT：未见明显异常。

(2) 心脏彩超：二尖瓣后叶腱索断裂并脱垂，二尖瓣关闭不全

（轻中度），考虑二尖瓣损伤，未见赘生物。

初步诊断：急性脑梗死，二尖瓣关闭不全。

治疗方案：建议急诊溶栓治疗，家属拒绝。予拜阿司匹灵及立普妥等药物治疗。

病情变化：患者入院后持续发热，体温最高 39.4 度。入院后第 3 天，患者突然出现剧烈头痛、呕吐。查体：昏睡，言语不能，双侧瞳孔等大，光反应灵敏，肌力查体基本同前。

辅助检查：

（1）复查头 CT：右侧侧脑室旁及顶叶低密度影，脑梗死可能大。左侧外侧裂高密度影，蛛网膜下腔出血（图39）。

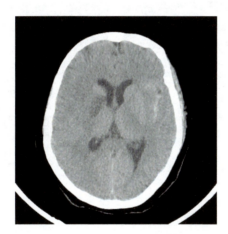

图 39　病情变化后复查头 CT 示：同时存在脑梗死和蛛网膜下腔出血

（2）颅脑 MRI+MRA：右侧顶叶、颞叶、基底节及侧脑室旁可见大片长 T_1 长 T_2 信号，右侧大脑半球梗塞；右侧颈内动脉颅内段无显示，右侧大脑前、中动脉显示欠佳，右侧颈内动脉闭塞。未见动脉瘤、血管畸形等异常征象（图40）。

（3）复查心彩超示：二尖瓣后叶部分腱索断裂伴脱垂，二尖瓣中度返流，二尖瓣不光滑，赘生物不除外。（二尖瓣前、后叶瓣尖回声增强，限局增厚、不光滑，收缩期后叶瓣尖及部分瓣体脱向左房，超过瓣环连线，瓣尖似可见细小断裂腱索，其末端可见强回声附着，随心动周期往返于左房、左室，与前叶对合不良，多普勒探及中度返流，返流束沿二尖瓣前叶及左房游离壁走行。）

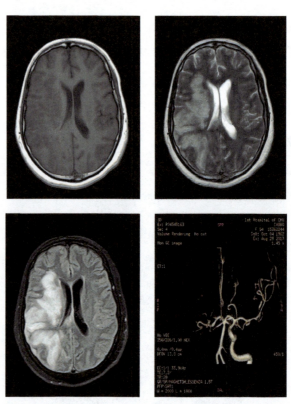

图40　颅脑 MRI + MRA 示：右侧大脑半球梗死，右侧颈内动脉闭塞，左侧血管未见动脉瘤或血管畸形

（4）血培养：科氏葡萄球菌阳性。

确定诊断：感染性心内膜炎所致混合性卒中。

治疗方案：美平1.0g，每8小时一次静点，抗感染治疗。

病例分析

患者在缺血性卒中后再次发生蛛网膜下腔出血，出现混合性卒中，临床上比较少见。可出现混合性卒中的疾病包括：脑淀粉样血管病、烟雾病、夹层动脉瘤、椎基底动脉延长扩张症、大动脉炎等。除此之外还有心源性疾病所致，如感染性心内膜炎等。组织病理学研究表明，感染性心内膜炎化脓性栓子引起的脑梗死特别容易出现出血性转化，发生混合性卒中，这是由于感染性动脉炎引起的受体血管壁受到侵蚀，其他可能的原因包括存在细菌性动脉瘤、微脓肿、免疫复合物介导的动脉炎等。

当卒中患者临床出现以下情况时，提示可能存在感染性心内膜炎：①发病同时出现发热；②发病前存在主观发热；③白细胞明显增多；④心脏杂音/既往瓣膜病；⑤贫血；⑥经典的感染性心内膜炎周围体征（Roth 斑、Osler 结节、Janeway 损伤等）；⑦无法解释的炎症相关指标升高；⑧颅内多发病灶，包括多发缺血灶、多发出血灶、缺血合并出血；⑨颅外其他部位血管栓塞：肾梗死，脾梗死等。

本患者既往有二尖瓣关闭不全的瓣膜病史，出现脑梗死合并蛛网膜下腔出血，发病以后持续发热，虽然首诊时经胸心脏超声未见瓣膜赘生物，仍不能除外感染性心内膜炎栓子脱落所致发病，需进一步完善血培养，复查心脏超声，必要时行经食道超声，本患者结果回报符合改良 Duke 标准可明确诊断为感染性心内膜炎。

当感染性心内膜炎患者以缺血性卒中为首发症状，治疗上，根据 2015 年 AHA/ASA 溶栓声明：急性缺血性卒中且症状符合感染性心内膜炎的患者，不推荐静脉应用 rt‐PA，因为增加颅内出血风险。机械取栓可能是有益的，但目前缺乏试验数据来指导最佳实践。早期、足量、足疗程应用抗生素是必要的。

病例点评

（1）感染性心内膜炎是混合性卒中的病因之一，尤其是在既往有瓣膜病史的患者中，应提高重视。

（2）急性缺血性卒中的患者在溶栓时间窗内，要注意排查是否存在感染性心内膜炎，对于临床征象提示可能存在感染性心内膜炎的患者，不推荐溶栓治疗，易出现颅内出血；对于一些症状不典型的患者，在时间窗内完善相关检查并确诊比较困难，为一线临床医生提出挑战，应详细问诊查体，充分权衡利弊，选择治疗方案。

参考文献

1. Jiad E, Gill S K, Krutikov M, et al. When the heart rules the head：ischaemic stroke and intracerebral haemorrhage complicating infective endocarditis. Pract Neurol, 2017, 17 (1)：28 - 34.

2. Demaerschalk B M, Kleindorfer D O, Adeoye O M, et al. Scientific rationale for the inclusion and exclusion criteria for intravenous alteplase in acute ischemic stroke. Stroke, 2016, 47 (2)：581 - 641.

（李　瞿　提供病例）

023 连枷臂综合征两例

病例1

病历摘要

患者，男性，62岁。现为老年歌唱团演唱者。以"双上肢无力18个月，言语无力1个月"为主诉于2018年4月收入我院。患者于大约18个月前开车时，觉右手挂挡费力，有时挂不上挡，未予在意。12个月前症状明显，演唱时右臂举麦克风无力。10个月前觉双上肢近端抬起受限，自己穿衣、梳头困难，但双手尚可系扣，发现双肩、双上臂肌肉萎缩，偶有肉跳。近1个月觉说话没有底气，唱歌高音拔不上去，无饮水呛咳及吞咽困难。病来双下肢活动正常，无无力及肌肉萎缩，无四肢麻木，二便正常，体重减轻约4kg。

既往身体健康，否认糖尿病及颈椎病史。否认家族中有类似疾病患者。

专科查体：言语流利，无明显构音障碍，双侧咽反射正常，无舌肌萎缩及舌肌纤颤，余颅神经查体未及异常。双上肢近端肌力Ⅲ级，远端肌力Ⅳ级，双下肢肌力Ⅴ级，肱二头肌可见肌束颤动，BCR（L：+，R：+），PSR（L：+，R：+），Babinski（L：-，R：-）。双上肢三角肌、冈上肌和冈下肌萎缩明显（图41），上肢共济运动查体不能配合，深浅感觉查体未见异常。

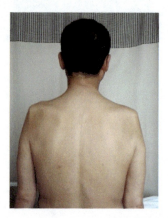

图41 双上肢三角肌、冈上肌和冈下肌萎缩

辅助检查：

（1）肌酸激酶、甲功甲炎、肿瘤系列、贫血系列、风湿抗体系列及常规血液检查未及异常。

（2）基因检测：雄激素受体基因第一外显子内CAG三核苷酸重复片段长度为72，CAG重复次数为24，介于10～36次。

（3）颅脑MRI平扫：脑白质疏松。

（4）颈椎MRI平扫：颈3/4，4/5，5/6，6/7椎间盘突出，颈髓未见异常信号。

（5）肌电图检查：

①右拇短展肌、左肱二头肌、右胫前肌呈神经源性损伤；左胸锁乳突肌、左股四头肌呈可疑神经源性损伤。

②右尺神经 F 波出现率降低，传导速度正常，可见巨大 F 波和重复 F 波。

③右正中神经、右尺神经、右腓总神经、右胫神经运动神经传导速度正常。

④右正中神经、右尺神经、右腓肠神经感觉神经传导速度正常。

⑤左右正中神经、尺神经运动传导长节段未见传导阻滞。

诊断：连枷臂综合征。

病例分析

连枷臂综合征（flail arm syndrome，FAS），也称为 Vulpian - Bernhardt 综合征、神经源性桶人综合征等，于 1886 年由 Vulpian 首次报道，1998 年 Hu 等将其命名为 FAS。

目前认为 FAS 是运动神经元病（motor neuron disease，MND）的一种临床变异型。MND 中最常见的经典亚型为肌萎缩侧索硬化（amyotrophic lateral sclerosis，ALS），以双上肢远端起病多见。与 ALS 不同，FAS 的特异性临床表现为以双上肢近端（冈上肌、冈下肌和三角肌等）为主的进行性、对称性肌肉无力和肌肉萎缩，下肢和球部肌肉不受累或受累较轻。FAS 局限在双上肢的症状大于 12 个月。除此之外，Hubers 等发现，与 ALS 相比，FAS 男性患者比例更高（男∶女 = 4∶1），发病平均年龄更小（平均发病年龄为 55 岁），生存期更长（平均 52 个月），以优势侧肢体起病更为常见。

FAS 的诊断缺乏金标准，除需具备上述临床表现之外，需满足 ALS 诊断，即肌电图检查在延髓、颈、胸、腰骶段 4 个区域中至少 3 个区域检测到失神经现象和慢性神经再生，同时要排除肯尼迪病、多灶性运动神经病、副肿瘤综合征、平山病等其他疾病。

本患者为老年男性，以双上肢近端无力为主要表现，症状持续 18 个月，球部仅有主观症状，双下肢无临床症状；查体可见三角肌、冈上肌、冈下肌明显萎缩；肌电图显示颈、胸、腰骶段存在神经源性损伤，未发现运动神经传导阻滞；且雄激素受体基因 CAG 重复次数正常。结合颈椎 MRI 等辅助检查，基本可排除相似临床表现的其他疾病，可诊断为 FAS。

目前，FAS 的治疗方法有限，本患者曾服用利鲁唑 3 个月，症状无明显改善。利鲁唑是唯一获批的治疗 ALS 的药物，经证实可推迟 ALS 的进展，延缓呼吸衰竭的发生、延长生存期，治疗周期至少要达 18 个月，但其对 FAS 的疗效仍需进一步观察。

病例点评

FAS 颈段运动神经元明显减少，主要累及双上肢，但高颈段脊髓却早期幸免，所以 FAS 呼吸衰竭出现较晚，被认为是良性 MND。但因其缺乏特异性治疗，最终预后不佳，给患者下诊断时仍需谨慎。

参考文献

Hübers A, Hildebrandt V, Petri S, et al. Clinical features and differential diagnosis of flail arm syndrome. J Neurol, 2016, 263 (2): 390 - 395.

（李 瞿 提供病例）

病例 2

病历摘要

患者,男性,49岁。因"双上肢无力伴萎缩3年,言语欠清伴饮水呛咳1年"入院。患者3年前无明显诱因出现双上肢无力伴萎缩,双手不能持物,双上臂抬举费力,不能完成梳头、洗脸等动作,穿脱衣费力,双上臂及面部偶有"肉跳",就诊于当地医院,完善肌电图检查提示双上肢神经根损伤,颈椎MRI提示颈椎病,颅脑CT未见异常,行针灸治疗,未见明显好转,1年前出现言语欠清伴饮水呛咳(图42~图44)。为求进一步诊断入院,病来无发热、无头痛、无意识障碍、无抽搐发作、无视物不清、无复视、无耳鸣,饮食睡眠可,二便如常,近期体重无明显减轻。

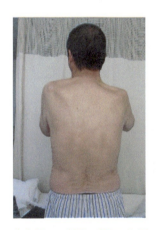 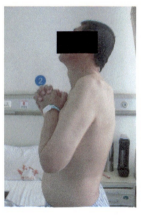

图42 患者肱二头肌、肱三头肌、冈上肌、冈下肌萎缩,抬臂费力

既往史:无特殊。

个人史:吸烟20余年,每日20支;饮酒20余年。

查体:神志清楚,构音不良,双瞳孔等大正圆,D=3.0mm,对光反射灵敏,双眼向各方向运动充分,无眼震,双侧额纹及鼻唇沟对称，软腭及悬雍垂居中，咽反射正常，伸舌居中，颈强阴性，双上肢肌力Ⅲ级，双下肢肌力Ⅴ级，四肢肌张力正常，BCR（++，++），TCR（++，++），PSR（+++，+++），ASR（++，++），Babinski（+，+），Hoffmann（+）。肱二头肌、肱三头肌、冈上肌、冈下肌肌肉萎缩，第一骨间肌萎缩，肌束震颤（+）。痛觉、位置觉及运动觉、振动觉查体未见异常。指鼻试验不能配合，跟膝胫试验双侧稳准。

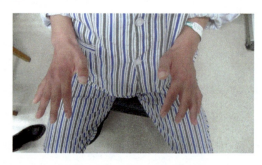

图43 双手第一骨间肌萎缩

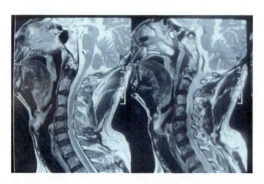

图44 颈椎MRI：C4～C5、C5～C6间盘突出，髓内无异常病灶

入院后完善肌电图：右拇短展肌、右肱二头肌、右胫前肌呈神经源性损伤；右正中神经运动神经传导速度正常，诱发电位波幅降低；右尺神经、右腓总神经运动神经传导速度正常；右正中神经、右尺神经、右腓肠神经感觉神经传导速度正常。

病例分析

连枷臂综合征（flail arm syndrome，FAS）为肌萎缩侧索硬化的临床变异型，约占运动神经元病的5%。FAS的典型表现为进行性近端为主的双上肢无力和萎缩。没有或仅有其他节段轻度受累的表现，球部和下肢没有明显的功能受累。由于三角肌、冈上下肌、胸锁乳突肌、小圆肌及手部肌肉萎缩，出现双上肢肩部下沉及旋前的特殊姿势，又称为"桶人综合征"。FAS下运动神经元体征均较突出，早期上运动神经元体征不明显，晚期可出现上运动神经元损伤的表现，少数运动神经元病例可合并认知功能障碍。

此病需与平山病（Hirayama病）、脊髓型颈椎病、多灶性运动神经病等相鉴别，平山病多发生在青年男性，不对称的上肢远端起病，颈椎MRI可见颈部生理曲度消失、非对称性萎缩，而屈颈位可见硬膜囊后壁前移、颈髓下段硬膜外强化信号及硬膜外后侧血管流空信号。脊髓型颈椎病可通过颈椎MRI与其鉴别。多灶性运动神经病被认为是自身免疫相关的周围神经病，多为非对称肢体无力，肌电图可见常见受压部位之外发生的运动传导阻滞，且免疫球蛋白治疗有效。

病例点评

男性患者，缓慢进展，"双上肢无力伴萎缩3年，言语欠清伴饮水呛咳1年"为主诉，神经科查体阳性体征：构音不良，双上肢肌力Ⅲ级，双下肢肌力Ⅴ级，四肢肌张力正常，BCR（＋＋，＋＋），TCR（＋＋，＋＋），PSR（＋＋＋，＋＋＋），ASR（＋＋，＋＋），

Babinski（+，+），Hoffmann（+）。肱二头肌、肱三头肌、冈上肌、冈下肌肌肉萎缩，第一骨间肌萎缩，肌束震颤（+）。头部MRI未见明显异常，颈椎MRI提示多组椎间盘突出、膨出，硬膜囊受压，脊髓内未见异常信号，肌电图广泛神经源性损伤。综上，考虑连枷臂综合征可能性大。

（李　蕾　提供病例）

024 抗 NMDAR 脑炎一例

病历摘要

患者，女性，31 岁。以"头痛发热伴抽搐 21 天，意识不清 15 天"为主诉入院。患者入院前 21 天无明显诱因出现头痛，表现为双侧太阳穴痛，无发热，无恶心呕吐；19 天前出现阵发性胡言乱语，躁动，进行性加重；18 天前发热，具体温度不详；17 天前出现抽搐，表现为双眼上翻，无牙关紧闭，无舌咬伤，无大小便失禁，抽搐时患者无意识，约 1~2 分钟，醒后可识人；15 天前再次抽搐发作，时间 4~5 分钟，抽搐后昏迷遂入当地 ICU，并行气管插管呼吸机辅助呼吸；11 天前因病情较重，为明确诊断入我院急诊，于我院急诊给予营养神经、抗炎抗病毒等治疗，急诊行腰穿示：无色透明脑脊液线样流出。脑脊液常规：PROT 223mg/L，GLU 3.7mmol/L，

Cl⁻121mmol/L，细胞数 $38×10^6$/L，NEU 18%，LYM 82%；未找到隐球菌；脑脊液未见瘤细胞；查脑脊液 NMDA R Ab 阳性（1∶320），血 NMDA R Ab 阳性（1∶32）。以"抗 NMDAR 脑炎"为诊断收入神经内科监护室。

入院查体：T 38℃，P 80 次/分，R 12 次/分，BP 101/63mmHg，呼吸机辅助呼吸。

神经系统检查：神志昏迷，Glasgow 评分为 6 分（E：4 分、V：1 分、W：1 分）。口面部不自主运动。双瞳孔等大正圆，D≈3.0mm，光反应灵敏。颈强阴性。四肢疼痛刺激不动。Babinski 征（L：-，R：-）。入院查血离子、甲功、肿瘤系列、病毒系列、风湿三项等未见明显异常。

急诊颅脑 CT 平扫：脑 CT 未见明显异常。肺部 CT 平扫（4-13）：双肺炎症可能大。全腹 CT 平扫+增强（4-22）：肝多发囊肿，双肾囊肿，慢性胆囊炎？请结合临床。左侧附件区畸胎瘤可能大，请结合妇科相关检查。针对左卵巢囊肿畸胎瘤，妇科会诊考虑目前状态不宜手术治疗，畸胎瘤较小且肿瘤标志物正常，妇科门诊定期复查，必要时手术治疗。

入院后给予丙种球蛋白、激素治疗，并予以止抽、抗感染、保胃保肝、调节离子、营养支持等治疗。约 2 个月后症状渐好转，无抽搐，可自主呼吸，神志转清，能完成指令动作（伸开双手五指、睁闭眼、点头示意），病情平稳出院。

病例分析

2007 年 Dalmau 等发现了抗海马和前额叶神经细胞膜的抗 NMDA（N-甲基-D-天冬氨酸）受体抗体，并提出了抗 NMDAR

脑炎的诊断。它是一种与抗 NMDA 受体抗体相关的自身免疫性疾病，常见于年轻女性，并与卵巢畸胎瘤有一定相关性，其发病机制迄今尚不清楚。国内于 2010 年报道了首例抗 NMDAR 脑炎。抗 NMDAR 脑炎临床症状多样符合弥漫性脑炎，可有发热、头痛前驱症状，急性起病，一般 2 周至数周达高峰。临床主要症状为精神异常、癫痫发作、近事记忆力下降、言语障碍/缄默、意识障碍、运动障碍、自主神经功能障碍等。运动障碍最常见者为口面不自主运动，自主神经功能障碍包括窦性心动过速、心动过缓、泌涎增多、中枢性低通气、低血压和中枢性发热等。根据 Graus 与 Dalmau 标准（2016 年），确诊的抗 NMDAR 脑炎需符合以下 3 个条件：（1）上述临床主要症状中的 1 项或者多项。（2）抗 NMDAR 抗体阳性，以脑脊液 CBA 法阳性为主。（3）合理地排除其他病因。

抗 NMDAR 脑炎的治疗（图45）：早期手术切除畸胎瘤有利

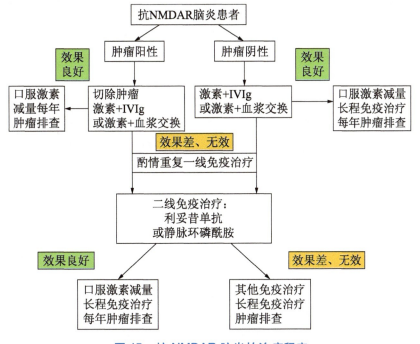

图 45　抗 NMDAR 脑炎的治疗程序

于改善抗 NMDAR 脑炎的预后；一线免疫抑制治疗包括应用糖皮质激素、静脉注射免疫球蛋白和血浆置换；二线免疫治疗应用利妥昔单抗和环磷酰胺。激素冲击治疗后逐渐减量，若口服强的松可每 2 周减 5mg。对于轻症患者，可以不采用冲击治疗而直接采用口服激素。口服激素总疗程为 6 个月左右。在减停激素的过程中需要评估脑炎的活动性，注意病情波动与复发。

病例点评

（1）该患者入院呼吸机辅助呼吸未行头 MRI 检查。抗 NMDAR 脑炎 MRI 表现无特异性，可无明显异常，或者仅有散在皮质、皮质下点片状 Flair 和 T_2 高信号，可累及边缘系统，也可累及脑干等。

（2）结合临床表现、卵巢畸胎瘤病史及脑脊液等检查结果可以明确诊断，鉴别诊断可与单纯疱疹脑炎、桥本脑病及其他免疫性脑炎相鉴别，其中脑脊液抗体检查意义重大，且抗体滴度高的患者症状较重。抗 NMDAR 脑炎早期不能与病毒性脑炎相鉴别时，可暂抗病毒等治疗。

（3）抗 NMDAR 脑炎对治疗的反应良好，80% 左右患者功能恢复良好（改良 Rankin 评分 0~2 分）。早期接受免疫治疗或者非重症患者预后较好。重症患者平均 ICU 治疗周期为 1~2 个月，病死率 2.9%~9.5%，少数患者完全康复需要 2 年以上。

（李晓红　提供病例）

025 脊髓亚急性联合变性一例

病历摘要

患者，男性，67岁。以"肢体麻木、走路不稳2个月"为主诉入院。患者入院前2个月无明显诱因出现左侧下肢麻木，持续不缓解，伴胀痛感，1个月逐渐发展至右侧下肢及双侧上肢，走路自觉踩棉花感，洗脸时站立不稳，穿鞋上床，蹲下后站立缓慢。无饮水呛咳，无复视，二便正常。上述症状逐渐加重，为进一步诊治入院。平时不喜吃肉，饮酒。

入院时查体：神志清醒，查体合作，言语正常，发音正常。颅神经查体未见明显异常。颈强阴性。四肢肌力Ⅴ级，四肢肌张力正常。BCR（L：++，R：++），TCR（L：++，R：++），PSR（L：-，R：-），ASR（L：-，R：-）。Babinski征（L：-，R：-）。

四肢末梢痛觉减退，双足运动觉、位置觉减退。Romberg 征阳性。

化验：血细胞分析：RBC 3.32×10^{12}/L，MCV 114.2fl；$VitB_{12}$ 50.90pmol/L；离子、风湿系列、肿瘤系列、梅毒等均未见异常；颈椎 MR 结果显示：C2～C4 脊髓后索异常高信号，C3～C7 间盘突出（图46、图47）。全腹 CT 平扫（64 排）：肝内小钙化。肌电图可见感觉神经传导速度减慢。入院后结合上述检查，诊断为脊髓亚急性联合变性，尽早予以每日维生素 B_{12} 肌注等对症治疗，一周后患者肢体麻木及走路不稳较入院时明显好转，出院后嘱继续维生素 B_{12} 每日一次肌注，出院 2 周左右后改为隔日一次肌注，4 周后改为一周一次肌注，后酌情考虑改为甲钴胺或维生素 B_{12} 口服。

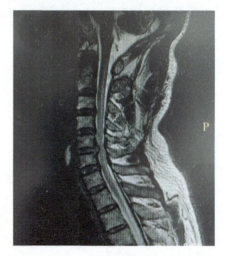

图46　矢状位 T_2WI 示：C2～C4 脊髓后索线状异常高信号改变

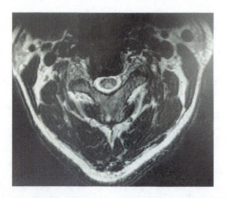

图47　轴位 T_2WI 示：脊髓后索长 T_2 信号改变（"八字征"或"倒 V 征"）

病例分析

亚急性联合变性（subacute combined degeneration，SCD）是由于维生素 B_{12} 缺乏引起的神经系统变性疾病，其临床表现以脊髓后索和侧索损伤出现深感觉缺失、感觉性共济失调及痉挛性瘫痪为主，常伴周围神经损伤而出现的周围性感觉障碍，可出现精神症状。维生素 B_{12} 主要贮存于肝脏，贮存量很丰富（3000~5000μg），正常人维生素 B_{12} 日需求量仅 1~2μg。维生素 B_{12} 是髓鞘和核蛋白形成必需的辅酶，缺乏维生素 B_{12} 会引起髓鞘合成障碍而导致神经及精神受损症状，维生素 B_{12} 摄取、吸收、结合及转运任意一环节出现障碍均可致病。颈髓、胸髓为常见受累部位。本例患者平时不喜吃肉、饮酒，维生素 B_{12} 的摄入和吸收可能都有问题，结合后索及周围神经损伤症状，血清维生素 B_{12} 含量低，典型的 MRI 表现，虽侧索损伤证据不多，仍考虑 SCD 诊断，治疗后有效。

病例点评

（1）SCD 除需与脊髓压迫症、脊髓炎、多发硬化、脊髓痨、周围神经病等相鉴别外，还应注意铜缺乏性脊髓病，其临床表现十分相似。实验室检查主要特点为血清铜、铜蓝蛋白降低，可伴有贫血及粒细胞减少。脊髓 MRI 颈胸髓后索 T_2 高信号。补铜治疗后症状可能有部分改善，预防性补铜无效。

（2）近年有吸食笑气中毒的报道，笑气即一氧化二氮，笑气通过不可逆氧化维生素 B_{12} 的钴中心成为其他钴胺素类似物，并优先被排出体外，引起维生素 B_{12} 失活、缺乏而产生神经系统受损症状，尤其青少年有 SCD 症状时注意询问病史。

（3）早期诊断并及时治疗是改善本病预后的关键，若起病 3 个月内治疗，多数可完全恢复；若充分治疗 6 个月至 1 年仍有神经功能障碍，则难以恢复。不经治疗神经系统症状会持续加重，甚至可能死亡。

（李晓红　提供病例）

026 抗富亮氨酸胶质瘤失活1蛋白抗体相关性边缘叶脑炎两例

病例1

病历摘要

患者，女性，66岁。因"性格改变2年，记忆力减退3个月，抽搐3天"入院。患者2年前因配偶去世后逐渐出现性格改变，表现为易烦躁、生气，心情时好时坏，言语少，自觉生活无趣。3个月前出现记忆力减退，逐渐加重，主要表现为近期记忆力减退，未就诊。3天前无诱因突发大叫，继而抽搐倒地（具体发作形式及持续时间不详），未诊治；夜间再次出现抽搐，表现为意识丧失，头部向右侧扭转，双眼上翻，口唇发绀，四肢强直，二便失禁，约5分钟抽搐缓解，但神志恍惚，反应迟钝，且每日反复间断出现胡言乱语，持续约2分钟缓解，家属发现患者夜间睡眠中频繁出现手臂不自主抖动。病来无发热、无头痛、无视物不清、无复视、无耳鸣，饮食睡眠可，二便如常，近期体重无明显减轻。

既往史：无特殊。

个人史：吸烟20余年，每日20支；饮酒20余年。

查体：神志恍惚，发音正常，双瞳孔等大正圆，D = 3.0mm，对光反射灵敏，双眼向各方向运动充分，无眼震，时间地点定向力差，计算力下降，双侧额纹及鼻唇沟对称，软腭及悬雍垂居中，咽反射正常，伸舌居中，颈强阴性，双上肢肌力Ⅲ级，四肢肌力Ⅴ级，四肢肌张力正常，BCR（++，++），TCR（++，++），PSR（++，++），ASR（++，++），Babinski（-，-）。感觉及共济运动查体不配合。MMSE评分23分（初中文化），MoCA评分21分。

辅助检查：颅脑MRI + DWI：2级脑白质疏松，无新发近期梗死。动态脑电图：发作时左右额颞中央顶枕导联连续性出现爆发性、2~6c/s慢波及棘慢波，广泛中度异常动态脑电图。肺CT：右肺陈旧病变。腹部CT：右肾略低密度影，囊肿？腰穿：压力150mmH$_2$O，无色透明，脑脊液常规正常，未见瘤细胞，脑脊液LGI1抗体阳性（1∶32）；血清LGI1抗体阳性（1∶100）。

患者在院期间予以抗癫痫、激素冲击治疗，患者抽搐症状及认知障碍症状好转。

病例分析

抗富亮氨酸胶质瘤失活1蛋白（leucine - rich glioma inactivated 1，LGI1）抗体相关边缘性脑炎（limbic encephalitis，LE）是近年

来发现的一种新型的自身免疫相关性脑炎，临床上大多呈急性或亚急性起病，主要症状包括癫痫发作、近事记忆力下降、精神行为异常，部分患者合并语言障碍、睡眠障碍、小脑性共济失调和抗利尿激素分泌不当综合征（顽固性低钠血症）。在抗LGI1抗体相关LE患者中，癫痫发作是其最主要的临床表现，占首发症状的70%，且面-臂肌张力障碍发作（faciobrachial dystonic seizure，FBDS）是其特征性癫痫发作类型，主要表现为短暂性、同侧面部和上肢为著的肌张力障碍样发作。FBDS发作短暂，仅持续数秒（<3s），伴或不伴意识障碍，发作频率高，可以达到每日数百次（中位数为50次/d）。本病对免疫治疗反应良好，但对抗癫痫药物反应欠佳。FBDS可能是抗LGI1抗体相关LE的早期症状，因此认识这一特殊的癫痫发作有利于早期诊断和早期治疗。

病例点评

老年女性患者，隐起病，缓慢进展，"性格改变2年，记忆力减退3个月，抽搐3天"为主诉。神经科查体阳性体征：神志恍惚，时间地点定向力差，计算力下降，MMSE评分23分（初中文化），MoCA评分21分，脑脊液及血清测定LGI1抗体阳性。抗LGI1抗体相关性边缘叶脑炎多见于中老年人，以近记忆减退和定向障碍等认知减退为主要表现，部分合并有低钠血症和低钾血症，影像学显示海马和颞叶内侧受累，丙种球蛋白或激素等免疫治疗有效，但可遗留认知功能损伤。

（李 蕾 提供病例）

病例 2

病历摘要

患者，女性，汉族，63岁。

主诉：记忆力减退、神志淡漠4个月，幻觉2个月，加重伴间断性抽搐20天。

现病史：患者于4个月前无明显诱因出现远期记忆力减退，表现为想不起以前发生的事，偶发与他人交谈中转移话题；神志淡漠，表现为不爱说笑，对外界事物不感兴趣。2个月前出现视幻觉，表现为可看见其他人看不见的事物，认为墙外有人，经常对墙说话。20天前病情加重，近期记忆力稍减退，表现为偶尔回忆不起来刚刚发生的事，拿着钥匙不知道要开门，并频繁出现抽搐发作，发作时意识不清，出现口角右偏，牙关紧闭，上肢屈曲，手抽动，无尿便失禁，无舌咬伤，2~3秒后症状缓解，大约10分钟左右发作一次。为求进一步诊治入院，病来无发热，无恶心、呕吐，无饮水呛咳及吞咽困难，无肢体活动不灵。精神状态较差，饮食可，睡眠较差，二便正常，近期体重无明显变化。

查体：神志清醒，查体合作，言语正常，发音正常。双瞳孔等大正圆，D≈3.0mm，光反应灵敏。双眼向各方向运动充分，无眼震。双侧额纹及鼻唇沟对称，软腭及悬雍垂居中，咽反射正常，伸舌居中。颈强阴性。四肢肌力Ⅴ级。四肢肌张力正常。BCR（L：++，R：++），TCR（L：++，R：++），PSR（L：++，R：++），ASR（L：++，R：++）。Babinski征（L：−，R：−）。痛觉、轻触觉、运动觉、位置觉、振动觉查体未见确切异常。指鼻试验双侧稳准。

跟膝胫试验双侧稳准。

辅助检查：颅脑 MR 平扫+增强：双侧海马区长 T_2 信号（图48）。脑电图：轻度异常脑电图 MMSE 量表：19 分。脑脊液常规：无色透明，压力 100mmH$_2$O。蛋白数 260mg/L，Cl$^-$ 116mmol/L，GLU 3.2mmol/L，细胞数 1×10^6/L。自身免疫性脑炎抗体：抗富亮氨酸胶质瘤失活蛋白 1 抗体 IgG（脑脊液）：++，1:10；抗富亮氨酸胶质瘤失活蛋白 1 抗体 IgG（血清）：++，1:100。血清钠离子 129mmol/L。其余风湿、肿瘤、常规生化等未见确切异常。给予患者甲强龙冲击治疗后患者症状逐渐好转。半年后患者完全恢复，复查头 MRI（图49）：双侧海马病灶消失。

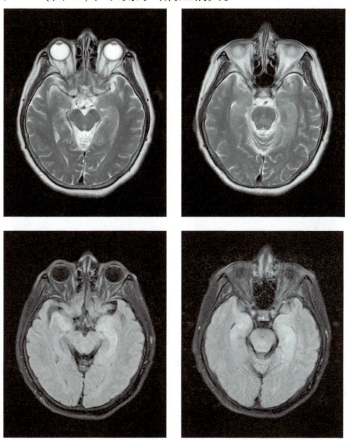

图48　头 MRI 显示：双侧海马于 T_2 加权像及 Flair 像呈异常信号

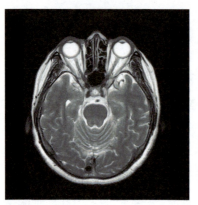
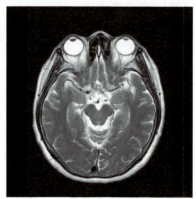

图 49　半年后复查头 MRI，提示海马区异常信号消失

病例分析

早在 1968 年，就有医生提出边缘叶脑炎的概念，但是那时候普遍认为副肿瘤综合征是边缘叶脑炎最常见的病因。2001 年，有研究发现部分边缘叶脑炎患者体内存在电压门控性钾离子通道（VGKC）抗体，大多不伴有肿瘤并且临床过程呈可逆性，最后将这一类型边缘叶脑炎称为自身免疫性脑炎。抗 LGI1 抗体相关脑炎是在 2010 年被首次认识的新型自身免疫性边缘性脑炎，国内于 2013 年报道首例病例。LGI1 抗体相关自身免疫性脑炎主要临床表现为认知功能损伤、癫痫、肌阵挛、低钠血症。LGI1 抗体相关自身免疫性脑炎 CSF 常规及生化检查通常无明显变化，40% 患者 CSF 中蛋白或淋巴细胞数升高；60% 的患者在疾病的急性期头颅 MRI 的 T_2 及 Flair 序列可显示双侧海马区高信号；该类患者脑电图没有特征性的改变，可表现为正常、局限性慢波或尖波等多种形式。本病的一线治疗药物主要有糖皮质激素、人免疫球蛋白及血浆置换。

病例点评

富亮氨酸胶质瘤失活 1 蛋白（LGI1）抗体脑炎是一种由 LGI1 抗体参与致病的自身免疫性脑疾病。本例患者主要表现为亚急性起病的认知障碍，癫痫发作和低钠血症，影像学上双侧海马异常信号，血和脑脊液 LGI1–IgG 阳性，对激素治疗敏感，故诊断 LGI1 脑炎明确。要注意，本病需要与病毒性脑炎、其他自身免疫性脑炎及克-雅病（CJD）进行鉴别。

（王加璐　提供病例）

027 史奈顿综合征（Sneddon syndrome）一例

病历摘要

患者，女性，34岁。因"右侧肢体无力伴言语不清1周"急诊入院。

既往史：自幼全身皮肤青斑样皮疹改变，遇冷加重，保暖可缓解，20年前反复出现双下肢皮肤破溃化脓，未系统诊治。20年前曾患双眼动脉栓塞，遗留双眼手动视力。否认高血压、糖尿病、心脏病病史。

家族史：其父有类似下肢皮肤改变。

入院查体：神志清楚，言语笨拙，右侧中枢性面舌瘫，右侧肢体肌力Ⅳ级，左侧肢体肌力Ⅴ级，右侧Babinski征（＋）。周身弥漫网状青斑。双下肢形状不规则色素沉着，可见皮肤萎缩（图50）。

辅助检查： 颅脑 DWI 提示：左侧大脑脚近期梗死（图 51）。

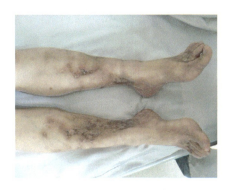

图 50　患者双下肢皮肤改变

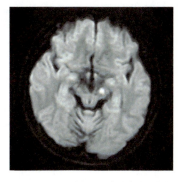

图 51　颅脑 DWI：左侧大脑脚小斑点状弥散受限高信号影

心电图、心脏彩超、双下肢动脉彩超、肺部 HRCT、ANCA1/2、风湿抗体系列等化验指标无明显异常。

皮肤病理： 皮下脂肪组织坏死及纤维化。真皮浅层稀疏淋巴细胞浸润（图 52）。

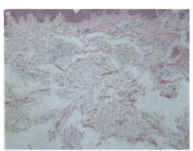
40× 　HE 染色

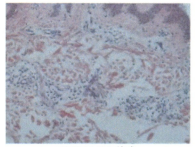
100× 　HE 染色

图 52　右大腿皮肤病理：真皮浅层稀疏淋巴细胞浸润

眼底照相： 双眼视神经萎缩改变。

病例分析

史奈顿综合征，即 Sneddon 综合征（Sneddon's syndrome，SS），是一种罕见的神经皮肤综合征，属于非炎症性血栓性血管病，以脑血管病伴有网状青斑（livedo racemosa，LR）为主要特点。SS 每年总人口发病率约为百万分之四，主要发病于 20～42 岁的女性。绝大多数为散发病例，少数家族性病例表现为常染色体显性遗传。Sneddon 综合征的确切病因不明，目前认为主要发病机制为高凝状态和内源性小血管病。女性生殖激素、口服避孕药和高血压与疾病进展有关。40%～50% 患者抗心磷脂抗体阳性。LR 表现为皮肤局限性紫红色或紫蓝色网状花斑，遇冷明显，遇热减轻或消失。皮肤组织学主要表现为特定病程的皮下－真皮边缘的中小动脉受累。皮损可出现于患者的肢体（100%）、躯干（84%～89%）、臀部（68%～74%）、面部（15%～16%）、手足（53%～59%）。SS 的神经系统改变主要为小血管受累，脑缺血（短暂性脑缺血发作和脑梗死）是其特征性表现，大多数患者为轻卒中，偏瘫、感觉障碍、失语、视野缺损是最常见的临床表现。头痛是最常见的非特异性症状，其中一半患者表现为偏头痛。其他神经系统症状包括认知和精神障碍、癫痫，脑出血性疾病和舞蹈、震颤等运动障碍罕有报道。眼科并发症可出现视网膜中央动脉闭塞、视网膜中央静脉阻塞、视网膜新生血管形成等。研究发现，15%～65% 患者合并高血压，41%～61% 患者存在心脏瓣膜病。肾脏亦可缓慢受累，出现肌酐清除率降低。LR 可先于卒中数年发生。SS 的主要诊断标准包括 LR 合并特定的皮肤病理改变及局灶性神经功能缺损。临床怀疑 SS 的病人需完善血液化验、心血管检查、颅脑 MRI、脑血管造影和皮肤活检以进一步明确诊断。目前尚无根本的治疗措施。基于脑血管病的病理机制，推荐长期抗凝治疗。对于发生急性缺血性脑卒中的 SS 患者，溶栓治疗是安全有效的。免疫抑制剂对于 SS 的治疗效果尚存在矛盾性。

病例点评

（1）该患者为年轻女性，既往无常见脑血管病危险因素，出现脑干轻卒中，合并常年网状皮损及双眼动脉栓塞病史，结合皮肤病理改变，临床符合 SS 诊断标准。

（2）对于 SS 患者出现的急性脑梗死及二级预防，抗凝治疗可能更为有效。

（刘　娜　提供病例）

028 双侧大脑前动脉梗死一例

病历摘要

患者,男性,31岁。以"双下肢无力1个月"为主诉来诊。患者于1个月前无明显诱因自觉后腰麻木感。约5天后晨起自觉左下肢无力,当时仍可独立行走。3天后出现右下肢无力,上述症状逐渐进展加重,发病20天双腿不能行走,并自觉上肢力弱,讲话无力,偶有排尿不尽感,排大便稍费力。病来精神萎靡,不爱与人交流。

入院时查体:神清语明,颅神经正常,双上肢肌力Ⅴ–级,双下肢肌力0级,肌张力明显增高,双侧Babinski征(+),未查及明确的痛觉减退平面及深感觉障碍。

既往发作性头痛4年,发病1个月前曾有高处坠落史(胸部着地）。

辅助检查：颈胸段脊髓增强 MRI 未发现髓内异常病变或压迫情况；腰穿检查其脑脊液压力 110mmH$_2$O，PROT 283mg/L，GLU 3.4mmol/L，Cl$^-$ 118mmol/L，细胞数 2×10^6/L，压颈试验通畅。HIV、USR 及常规生化检查均无特殊异常。进一步完善颅脑 MR 提示脑内多发病变，部分病灶可见环形强化（图53）。脑电图正常范围。头颈联合 CTA 可见双侧大脑前动脉纤细，远端显示不清（图54）。脑血流灌注成像可见右额、双顶叶血流灌注量降低（图55）。

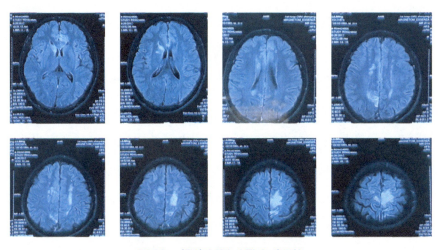

图53　颅脑 MRI（Flair 序列）

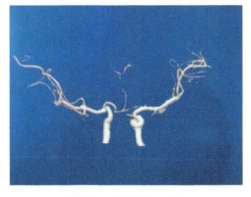

图54　头颈联合 CTA

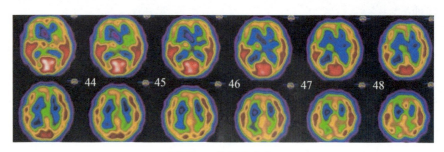

图 55 脑灌注成像

病例分析

年轻患者亚急性发病，出现双下肢无力及尿便障碍并逐渐进展，首先考虑脊髓病可能，但脊髓影像及脑脊液化验均不支持。患者颅内病灶范围主要累及双侧额叶、顶叶内侧靠近纵裂部分、胼胝体嘴部及左侧尾状核和基底节前部，双侧旁中央小叶受累，结合脑解剖功能分布情况，中央沟与中央前沟之间的中央前回与旁中央小叶前部为第一躯体运动区，掌管对侧肢体的运动功能，而旁中央小叶主管小腿和足运动及尿便功能，病变部位与临床症状相符。多发散在颅内病灶考虑脑炎或ADEM可能性，但病程中无发热感染征象，MRI中脑炎常见受累部位颞叶并未受累，脑脊液及脑电图检查也不支持；颅内病灶亦不符合典型MS影像特点；中枢淋巴瘤影像学变化多端，一般激素冲击症状可明显改善，该患者入院后应用甲强龙冲击治疗症状无好转。该患者无明确脑血管病危险因素，临床不符合急性脑梗死发病过程，但结合CTA影像及病灶分布范围，符合双侧大脑前动脉血管分布范围，脑血流灌注进一步证实其为缺血改变，该患者明确诊断为双侧大脑前动脉脑梗死。

大脑前动脉（ACA）梗死仅占脑梗死总数的0.3%~4.4%，双侧ACA梗死更为少见。双侧ACA梗死常见于两个原因：①前交通动脉瘤或远端 ACA 动脉瘤破裂致血管痉挛；②Willis 环前部血管异常＋血栓或栓塞。ACA 血管变异可表现为：①A2 段共干；②A2 段血管发育不全；③A1 段血管发育不全或缺如。结合病史及诊查结果，该患者发病考虑可能为 ACA 血管变异合并不明原因栓塞所致。

病例点评

（1）脑梗死绝大多数表现为半球损伤，即单侧神经功能缺失，临床中双侧大脑前动脉梗死则可出现下肢受累为主的双侧症状，伴尿便障碍，易与脊髓疾病相混淆。

（2）颅脑血管造影及脑灌注成像有助于明确受累血管和明确颅内病变性质。

（刘　娜　提供病例）

029 急性胰腺炎并发 Wernicke 脑病一例

病历摘要

患者，女性，46岁。1个月前出现持续性腹痛、进食后恶心呕吐伴发热来诊。

查体：左中上腹压痛、反跳痛。血淀粉酶256IU/L（正常值范围：25~120IU/L），血脂肪酶665IU/L（正常值范围：23~310IU/L），白细胞18.7×10^9/L，中性粒细胞比率85%，血Ca^{2+} 1.25mmol/L。

腹部彩超提示：急性胰腺炎。进一步完善全腹增强CT检查提示：胰腺体积增大，胰周间隙积液。

入院诊断：重症急性胰腺炎。给予禁食、胃肠减压、抗感染、解痉、抑酸及肠外营养支持等治疗，20天前腹痛逐渐缓解，体温正常。嘱患者可清淡饮食,但进食后患者频繁出现恶心、呕吐。多次复查血常规、血离子、血糖、血淀粉酶均正常。10 天前患者出现头迷,走路不稳,需人搀扶,并自诉有视物成双。2 天前患者逐渐出现意识障碍,不认识家人,问话不答,尿潴留,大便失禁。病来患者无抽搐,无肢体瘫痪,无饮水呛咳及吞咽困难。

查体:神志不清,问话不答,双瞳孔等大正圆,D = 3.0mm,对光反射灵敏,双眼水平眼震(+),双侧鼻唇沟对称,颈软,疼痛刺激四肢可动,四肢腱反射基本正常,Babinski(L:-,R:-)。

头 MRI:第三脑室及导水管周围对称性长 T_2 信号影,Flair 序列呈高信号,符合 Wernicke 脑病急性期改变(图 56)。最终诊断为重症急性胰腺炎并发 Wernicke 脑病,予大剂量维生素 B_1 治疗(100mg,肌肉注射,每日 2 次)。第 3 天患者神志逐渐转清,可完成伸舌、握拳等部分指令动作。后继续维生素 B_1 治疗,患者恶心、呕吐次数明显减少,四肢失调症状减轻。

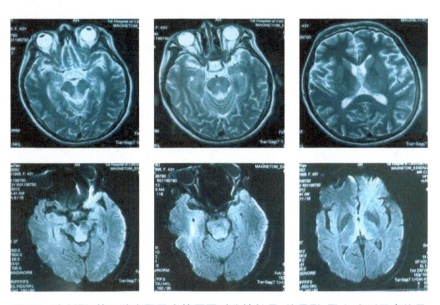

图 56 头 MRI:第三脑室及导水管周围对称性长 T_2 信号影,Flair 序列呈高信号

病例分析

Wernicke 脑病是指因体内维生素 B_1（硫胺）缺乏所引起的一系列神经精神症状，多见于长期酗酒、严重营养不良、胃大部切除术后、妊娠呕吐、长期血液透析、神经性厌食、全肠外营养（TPN）、长期静脉输入以葡萄糖为主的液体等。其临床发病率低，早期特异性差，易被忽视或漏诊，如不能及时给予正确治疗将影响预后。近年来，非酒精性 Wernicke 脑病的发病率明显升高，所占比例为 39%~50%。

Wernicke 脑病临床表现为精神异常（注意力和记忆力障碍，定向力障碍，淡漠、嗜睡，以至痴呆），眼部症状，共济失调，以上症状可以同时出现，也可以部分出现。早期 MRI 显示在第 3、第 4 脑室和中脑导水管周围、穹窿柱、视交叉及小脑上蚓部出现对称性长 T_1 长 T_2 信号。在急性发病过程中，病灶还可以强化，提示血脑屏障的破坏。晚期 MRI 可显示乳头体、中脑被盖的萎缩和第 3 脑室扩大，T_2 冠状成像见第 3 脑室周围高信号区对称性分布，呈双翼状。有报道 Wernicke 脑病 MRI 阳性率为 50%。给予硫胺治疗早期可发生戏剧性好转的效果。

急性胰腺炎尤其是重症急性胰腺炎可伴发神经系统症状，根据其发生时间的早晚，将在病程早期（10 天内）出现的称为胰性脑病（PE）；将在 14 天以后甚至在恢复期出现的称之为迟发性胰性脑病（LPE）。

研究发现 PE 与 LPE 虽然在临床表现上有许多相似之处，但发病时间、病因却不相同。PE 出现在急性胰腺炎发作期间，血尿淀粉酶均明显升高，属于多脏器衰竭的一部分，其机制主要与胰腺炎后释放的胰酶有关,故又称为酶性脑病。LPE 发生在病程后期甚至在恢复期,血尿淀粉酶均无明显升高,对于 LPE 的病因,直到最近才认识到其主要原因是缺乏维生素 B_1,故应称作 Wernicke 脑病。

EFNS 指南建议：

（1）临床诊断 Wernicke 脑病应在酒精依赖和非酒精依赖者之间将不同的临床征象考虑进去（推荐等级 C）。尽管在酒精依赖者中发病率较高,还是应警惕所有可能导致硫胺缺乏的临床征象（GPP）。

（2）酒精依赖者临床诊断 Wernicke 脑病要求具备以下 4 条中的 2 条：a. 饮食缺陷；b. 眼征；c. 小脑功能障碍；d. 精神异常或轻度的记忆障碍（推荐等级 B）。

（3）应立即检测血浆中的总的硫胺水平。

（4）头部 MRI 应用于支持诊断 Wernicke 脑病（无论是酒精依赖与否）（B 级）。

（5）对于明确的或可疑的 Wernicke 脑病在给予任何碳水化合物之前应给予硫胺注射治疗（C 级）。

（6）硫胺的整体安全性非常好（B 级）。

（7）肥胖症外科治疗后推荐至少 6 个月的硫胺状态和肠外补充硫胺（GPP）。

（8）应给予所有被送至急诊室的濒临危险的患者肠外硫胺治疗。

（9）可能死于 Wernicke 脑病的患者应进行尸体剖检。

本例患者急性胰腺炎的诊断明确,清淡流质饮食后出现顽固性呕吐,禁食 10 余天后逐渐出现眼震、复视、意识障碍,颅脑 MRI 符合 Wernicke 脑病急性期改变,给予维生素 B_1 肌注后,症状迅速缓解。

顽固性呕吐在许多 Wernicke 脑病病例包括本病例中都可见到，呕吐多出现在病程的早期，持续时间较长，常规治疗无效，用胰腺炎、消化道梗阻、电解质紊乱等难以解释。我们分析其原因可能是，维生素 B_1 可抑制胆碱酯酶（CHE）的活性，维生素 B_1 缺乏时，CHE 活性增高，乙酰胆碱（Ach）的水解增加，同时维生素 B_1 缺乏时，乙酰 CoA 合成减少，Ach 合成亦减少。Ach 是传递神经冲动的重要神经递质，可增加胃肠蠕动和腺体分泌，其缺乏时，可使神经传导障碍，尤其影响支配胃肠道等处的神经传导，造成胃肠蠕动缓慢、消化腺分泌减少，使食欲减低，并可导致呕吐、腹胀等，而呕吐又可以加重维生素 B_1 缺乏。

胰腺炎伴发 Wernicke 脑病的原因包括：①维生素 B_1 摄入不足，禁食时间过长，未注意补充维生素 B_1；②维生素 B_1 消耗过多，胰腺炎时，机体分解代谢增强；③长期大量输注葡萄糖（当人体的能量主要来源于糖类时，维生素 B_1 的需要量最大），大量消耗了维生素 B_1，加重维生素 B_1 缺乏程度；④在补充维生素 B_1 前应用糖皮质激素可进一步阻碍丙酮酸氧化，加剧丙酮酸在体内的蓄积，使病情恶化。

病例点评

本患者在急性胰腺炎恢复期出现顽固性呕吐，禁食时间较长，在长期静脉补液过程中，忽视了维生素 B_1 的补充，在出现了共济失调、眼球震颤、眼肌麻痹及意识障碍时，考虑到 Wernicke 脑病的可能，并经颅脑 MRI 检查证实诊断，及时补充维生素 B_1，病情逐渐好转出院。

近年来对急性胰腺炎并发 Wernicke 脑病的报道及研究日益增

多。我们的体会是治疗过程中若出现不明原因的频繁恶心、呕吐，眼球运动障碍、震颤或视力下降、神经精神症状，应警惕本病的可能，以往常考虑胰腺炎复发或胰性脑病发生而加强补液、禁食，以致本病加重。

对于急性胰腺炎患者，特别是轻型，禁食时间不宜过长。对于长期禁食给予静脉补液的患者，应注意补充维生素 B_1 50~100mg/d。一旦确诊 Wernicke 脑病，就应尽早给以大剂量维生素 B_1 治疗，100~200mg/d。

（朱　颖　提供病例）

030 肉毒毒素中毒一例

> **病历摘要**

患者，女性，26岁。患者5天前出现双侧眼睑下垂，抬眼无力，此后逐渐出现咀嚼无力、吞咽困难、发音欠清晰、抬颈无力和四肢无力，双上肢抬举困难，走路费力，无肢体麻木、胸部束带感、肌肉颤动和大小便功能障碍。自觉头迷，无恶心呕吐，无发热。上述症状无明显晨轻暮重现象，无呼吸困难，无视物成双。

神经系统查体：神志清楚，查体合作，发音欠清晰，双侧眼睑下垂，疲劳试验阳性，双眼各方向活动好，双侧瞳孔等大等圆，直径3.0mm，对光反射存在，双侧轻度周围性面瘫，鼓腮漏气，伸舌居中，颈软，抬颈无力，双上肢近端肌力Ⅲ级，远端Ⅳ级，双下肢近端肌力Ⅳ级，远端Ⅴ级。四肢腱反射基本正常，病理征阴性，双侧深浅感觉及共济检查基本正常。

肌电图：左三角肌轻度肌源性损伤；右面神经、左尺神经重复频率电刺激未见明显低频递减及高频递增现象；左正中神经、左尺神经运动神经传导速度正常；右面神经运动神经传导正常。

门诊行新斯的明试验阳性。血钾：4.2mmol/L。

仔细追问病史，患者承认发病前4~5天在不知名美容机构，对双侧面部及小腿注射"肉毒毒素"美容（具体剂量不详）。结合临床症状、前驱肉毒毒素注射史、肌电图的提示，诊断为肉毒毒素中毒，给予患者神经营养及能量支持治疗，2~3周后病人的病情稳定改善。

病例分析

肉毒毒素又称肉毒杆菌内毒素，是肉毒杆菌在繁殖过程中分泌的毒性蛋白质，具有很强的神经毒性。临床主要用于治疗眼睑、面肌痉挛和斜颈。按照外毒素的抗原性不同，可分为A~G等7型，引起人类疾病者主要为A、B和E 3型。美容和医学常用的就是A型肉毒毒素。但如果使用不当，就可能出现肌肉无力，甚至呼吸功能受到影响危及生命。肉毒毒素中毒虽然在临床上比较少见，但在世界各地均有发生，严重威胁人类的健康。肉毒毒素中毒最常见的中毒原因是食用豆豉、豆瓣酱、自制臭豆腐及罐头食品、变质的火腿、腊肠等食物后引发的肉毒毒素中毒事件。而因注射肉毒毒素美容导致的中毒，国内少见报道。

肉毒毒素中毒潜伏期一般为1~2天，长者达8~10天，潜伏期越短，病情越重。以神经系统症状为主。初为全身软弱、疲乏、头痛、眩晕等，继而出现眼睑下垂、瞳孔扩大、复视、斜视及眼内外肌瘫痪。重症患者有吞咽、咀嚼、言语、呼吸等困难，声音嘶哑或失音、抬头困难、共济失调、心力衰竭（具体机制不详），但肢体完全瘫痪者少见。

咽肌麻痹时粘液分泌物积聚咽部，可引致吸入性肺炎。因胆碱能神经传递被阻断，可出现腹胀、尿潴留及唾液和泪液的减少等。体温正常或呈低热。病人可于数天（4~10天）后逐渐恢复健康，呼吸、吞咽及言语困难先行缓解，随后其他肌肉瘫痪也渐复原。重症患者可于发病后3~10天内，因呼吸衰竭、心力衰竭或继发肺炎等而死亡。肌电图常提示突触前膜损伤表现，类似于肌源性损伤。

肉毒毒素中毒患者往往以眼睑下垂、肌肉无力、吞咽困难等起病，急性病程，需要与重症肌无力和格林-巴利等加以鉴别。

（1）与重症肌无力的鉴别：重症肌无力多见于青年女性患者，可伴胸腺瘤，肌无力症状有晨轻暮重或波动，肌电图重复频率电刺激呈高频递减、低频递减现象。肉毒毒素中毒患者可有双睑下垂伴四肢近端无力，但否认症状波动及晨轻暮重。肌电图提示：部分肌源性损伤或突触前膜损伤不除外。

（2）与格林-巴利相鉴别：格林-巴利多有前驱感染史，可出现双侧周围性面瘫，四肢对称性瘫痪，感觉障碍，腱反射消失，肌电图示神经传导速度减慢；脑脊液有蛋白-细胞分离现象，部分病人GQ1b抗体阳性。而肉毒毒素中毒患者临床表现可与其类似，可借助流行病学资料、腰穿、血GQ1b、肌电图鉴别诊断。

本例患者追问病史有面部及腿部肉毒毒素注射史，结合临床表现、肌电图及流行病学资料可考虑肉毒毒素中毒。常规治疗剂量的肉毒毒素在血液中难以检测到。肉毒毒素中毒的治疗主要包括抗毒素和对症治疗，前者治疗的时间窗在暴露毒素24小时之内，旨在中和循环中的毒素，对于已经摄入突触末梢的毒素没有治疗作用，在目前的情况下，能及时使用抗毒素治疗可能性不大。对症治疗包括呼吸管理和其他对症治疗的药物，对于有呼吸衰竭倾向的患者需及早使用人工通气，对症治疗的药物包括胍乙啶和4-氨基吡啶，可以改善眼外肌和四肢的肌力，但对呼吸肌肌力改善不大，有文献认为吡啶斯地明疗效不佳。

病例点评

爱美之心，人皆有之。肉毒毒素中毒虽然在临床上比较少见，尤其因注射肉毒毒素美容导致的中毒，但是一旦出现严重威胁人类的健康。因美容所致的肉毒毒素中毒起病相对隐匿，一般医务人员常因缺乏肉毒毒素中毒的知识而难以早期诊断。

误诊或漏诊的原因可能为：（1）病例为散发，给流行病学调查带来一定的困难；（2）有些病例潜伏期长，患者隐瞒病史；（3）以神经系统症状为突出表现，与重症肌无力、急性格林-巴利综合征、进行性延髓麻痹等有很多相似之处；（4）本病少见，临床医生对此认识不足。

因此，详细询问病史，积极进行病因和流行病学调查，对诊断非常重要。肉毒毒素美容一旦出现中毒症状，应积极对症治疗，避免肺部感染及其他并发症的出现。

（朱 颖 提供病例）

031 伴有皮质下梗死和白质脑病的常染色体显性遗传性脑动脉病（CADASIL）两例

病例 1

病历摘要

患者，男性，汉族，44岁。

主诉：发作性右侧口角歪斜、口周麻木11年，右侧肢体无力1年，一过性视物成双1周。

现病史：患者11年前（2006年）无明显诱因出现右侧口角歪斜，口周麻木，于当地医院就诊，诊断"脱髓鞘病可能性大"，未治疗，约半个月后自行好转。1年前（2016年4月）无明显诱因出现右侧肢体无力，以下肢为重，当时尚可开车，后无力症状逐渐加重，并出现右上肢无力，于外院就诊，诊断"多发性硬化"，予口服甲强龙治疗后好转，但自觉仍有轻度无力未完全恢复，但不影响日常生活。1 周前出现复视，无头痛头迷，无恶心呕吐，持续 2 天后复视症状自行缓解。为求系统诊治入我院。

既往史：否认高血压、糖尿病病史，儿童时期可疑麻疹病史。否认吸烟、酗酒史。

家族史：父亲约 50 岁时因"瘫痪、混合性失语"诊断"脑梗死"，10 年后去世。母亲健康。2 个姐姐健康，无偏头痛、卒中等病史。

体格检查：秃顶。

神经系统专科查体未见确切异常。

实验室及影像学检查：头 CT（图 57）：脑室周围白质低密度灶。头 MRI＋C（图 58）：双侧半卵圆中心、侧脑室周围白质、基底节区、左侧脑干可见多发斑片状长 T_2 信号，Flair 呈高低混在信号，增强扫描未见强化。颅脑 SWI（图 59）：左侧基底节区及脑桥

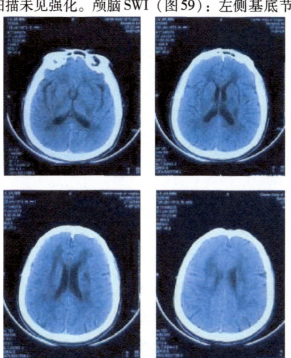

图 57　头 CT 示深部白质呈低密度灶

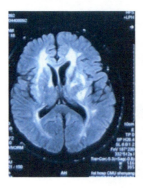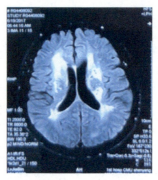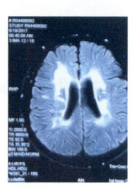

图 58　头 MRI 示：广泛白质改变

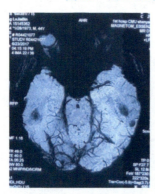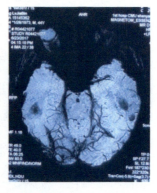

图 59　SWI 示微出血

| NOTCH3 | chr19-15303029 | c.421C>T | p.R141C |

图 60　基因检测

内可见点状磁敏感低信号。TCD 及双颈动脉超声：未见异常。血常规、风湿系列等生化未见确切异常。脑脊液常规未见确切异常。脑脊液寡克隆带阴性。AQP4 抗体阴性。基因检测（图 60）：*NOTCH3* 基因有 1 个杂合突变。

病例分析

伴皮质下梗死和白质脑病的常染色体显性遗传性脑动脉病（cerebral autosomal dominant arteriopathy with subcortical infarcts and leukoencephalopathy，CADASIL）是一种常染色体显性遗传的小血管疾病，其主要临床表现包括：反复卒中样发作、偏头痛发作、认知功能障碍、精神或情绪异常。CADASIL 的特征性影像学表现主要为以下三点：MRI 白质高信号及 CT 白质低密度；位于半卵圆中心、丘脑、基底节区及桥脑的腔隙性脑梗死；脑微出血。目前 CADASIL 的诊断金标准是病理检查发现嗜锇颗粒沉积和基因检查发现 *NOTCH3* 基因致病突变。CADASIL 作为一种遗传性疾病，目前主要为对症治疗。

病例点评

该患者主要临床表现为反复卒中样发作，其头 CT 表现为脑内深部白质广泛低密度灶，头 MRI 主要表现为双侧额顶颞叶、放射冠区、半卵圆中心、基底节区可见长 T_1、长 T_2 信号，SWI 可见脑内点状磁敏感低信号。影像学表现符合 CADASIL 的诊断标准。结合基因检测结果，诊断为 CADASIL。由于该病缺乏特异性临床表现及临床医师对本病认识不足，其早期可能被误诊为多发性硬化、偏头痛、阿尔茨海默病及其他神经系统变性疾病等，其检出率可能远远低于发病率。临床医生应该加强对该病的认识，从而有利于早期诊断，减少误诊、漏诊或诊断延迟。

（王加璐　提供病例）

病例 2

病历摘要

患者，女性，50 岁。以"发作性癫痫 1 个月"来诊。患者 1 个月来反复出现癫痫发作，每次表现为意识不清，左侧肢体僵硬，无舌咬伤，无尿失禁，每次发作 4~6 分钟可缓解，患者后自觉左侧肢体无力情况较前加重，共发作 4 次，为求进一步诊治来诊。

既往史：5 年前曾出现左侧肢体无力，就诊于外院按"脱髓鞘"治疗，后左侧肢体无力症状无明显好转。一个半月前出现言语不清，外院按"血管病"治疗，自觉此次入院时言语不清好转。家属述患者近半年记忆力下降，反应稍迟钝。

查体：神志清楚，言语欠清楚，颅神经查体未见确切异常，左侧肢体肌力上肢Ⅳ级，下肢Ⅲ级，右侧肢体肌力Ⅴ级，左侧肢体肌张力略高，双侧病理征未引出。双下肢深浅感觉、针刺痛觉未见异常。

入院后完善头 MRI + C：提示双侧侧脑室旁多发缺血灶（图 61）。SWI：提示存在微出血。同时脑彩超、双侧颈动脉彩超未见确切动脉粥样硬化改变。MMSE、MoCA 评分分别为 22、18 分。另完善腰穿检查常规结果正常，血及脑脊液中查找 AQP4、寡克隆、自身免疫性脑炎抗体均为阴性结果。同时完善血 NOTCH3 检查提示存在突变。考虑诊断为常染色体显性遗传性脑动脉病伴皮质下梗死白质脑病。

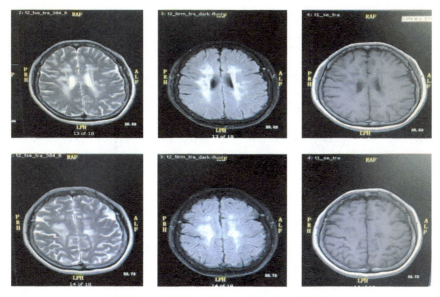

图 61　头 MRI：提示广泛脑内白质改变

病例分析

常染色体显性遗传性脑动脉病伴皮质下梗死和白质脑病（CADASIL），是在 1955 年由 Van Bogaert 首先报道的，临床上多中年起病，反复发作的短暂性脑缺血发作或卒中史，此后出现快速进展性的痴呆，无脑卒中的危险因素，在早期可伴有偏头痛发作，同时存在明确的脑血管疾病及痴呆病史。是一种最常见的由基因突变引起的小血管病变。本病例报道的女性患者，在 45 岁左右起病，既往无偏头痛等情况，在至今 5 年的时间内发生 2 次血管病的情况，同时该患者的弟弟在 30 岁左右出现脑梗死，表现为一侧肢体活动不利，但未来诊。入院后给患者查找相关脑血管病及可能在中青年女性患者中多见的脱髓鞘抗体等，检查结果均为阴性。同时该患者头 MRI 结果符合诊断 CADASIL 的主要影像学表现，包括脑白质疏松和多发双侧深部的脑白质、基底节区、丘脑和脑干改变。因此进一步完善基因检测，发现 NOTCH3 基因存在突变，考虑为 CADASIL 疾病。

于 2007 年提出的中国 CADASIL 诊断标准包括：

（1）发病情况：中年起病，常染色体显性遗传，多无高血压、糖尿病、高胆固醇血症等血管病危险因素；

（2）临床表现：脑缺血小卒中发作、认知障碍或情感障碍等表现中的 1 项或多项；

（3）头颅 MRI：大脑白质对称性高信号病灶，颞极和外囊受累明显，伴有腔隙性脑梗死灶；

（4）病理检查：血管平滑肌细胞表面 GOM 或 NOTCH3 蛋白免疫组化染色呈现阳性；

（5）基因筛查：NOTCH3 基因突变。

满足前 3 条加第 4 或第 5 为确定诊断；只有前 3 条为可疑诊断；只有前 2 条为可能诊断。

病例点评

因此，对于临床上无明显危险因素的中年脑梗死患者，即使无明显家族史及其余症状，但影像学表现存在以下三种情况：（1）在磁共振上 T_2 信号存在广泛白质的高信号影、而在 CT 上表现为低密度的情况，主要累及双侧的侧脑室旁深部白质，也可以累及其余的额、顶、颞叶前部和外囊，但枕叶基本不累及；（2）主要在半卵圆中心、丘脑、基底节区、脑干的多发腔梗；（3）可以存在脑内的微出血。如有以上情况，需要考虑存在 CADASIL 的可能，积极完善基因检测。并且深部白质改变与腔梗一般伴随，但微出血在有症状亦可在无症状患者中存在。为临床诊断及治疗提供思路。

（卢　希　提供病例）

032 抗 GABA-B 受体脑炎两例

病例1

病历摘要

患者，男性，58岁。因"发作抽搐5天"来诊。患者入院前5天吃饭时突发抽搐，表现为意识不清，双眼紧闭，口唇发青，双上肢屈曲抖动，不伴口吐白沫、舌咬伤及尿失禁，持续约10分钟后缓解，2小时后患者意识转清；入院前3天晨起再发抽搐，表现同前，持续2~3分钟，共发作2次，此后意识内容未再恢复，表现有不认识家里人，不知道来看他的人的姓名，不知道自己所在地点的名字等。入院前2天出现幻觉，易怒。为求进一步诊治来我院。病来无发热，无肢体活动不灵等。

入院后查体： 体温 36.7℃，脉搏 72 次/分，呼吸 18 次/分，血压 125/70mmHg，神志清楚，定时定向力障碍，远近记忆差；双侧眼球各个方向运动充分，无眼震，伸舌居中，四肢肌力、肌张力正常，双侧病理征阳性，颈强、kerning 征阴性，其余神经查体不配合。

辅助检查： 头 MRI＋C：未见明显异常（图62）。脑电图：中度异常脑电图。脑脊液检查：压力 150mmH$_2$O，无色透明脑脊液，蛋白 828mg/L，细胞数 23×10^6/L，糖、氯均正常；脑脊液查结核菌涂片、真菌涂片正常。脑脊液、血液 GABA 受体抗体分别为 1∶10 和 1∶100。肺部 CT＋C 提示：左肺中心型占位性病变，恶性可能性大。支气管纤支镜提示：重度异型细胞，结合免疫组化结果倾向小细胞肺癌（图63）。根据病史、查体及辅助检查诊断为边缘性脑炎，抗 GABA 受体脑炎，给予抗癫痫对症治疗，但不同意丙种球蛋白及激素治疗，出院。

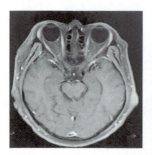
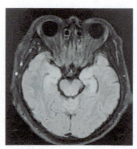
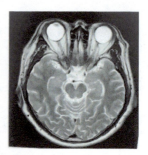

图62 头 MRI＋C：未见异常

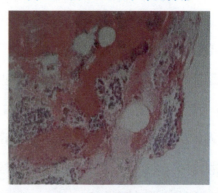

图63 重度异型细胞，结合免疫组化结果倾向小细胞肺癌

病例分析

抗 GABA-B 受体脑炎是自 2009 年以来研究的一种自身免疫性脑炎，属于边缘性脑炎的一种。GABA-B 受体为抑制性突触蛋白，广泛分布在中枢及外周神经系统，主要作用是传递神经递质和维持突触的稳定性，在中枢神经系统中，在海马、丘脑及小脑中的浓度最高。因该病主要累及边缘系统，以癫痫伴或不伴神经精神症状为主要特点，少数患者可出现眼震、共济失调、肢体阵挛等症状。此外，多数抗 GABA-B 受体脑炎患者合并肿瘤，以小细胞肺癌为主。本例以癫痫为主要症状，随着病情进展逐渐出现意识障碍、精神行为异常等症状，同时脑脊液及血清中查找到抗 GABA 标志物阳性，相关肺 CT 及气管镜提示存在肺部占位且为小细胞肺癌的情况。目前临床抗 GABA-B 受体脑炎的诊断标准尚无统一定论，常规的脑脊液检查、脑电图及 CT 检查均无特殊表现，且颅脑 MRI 对疾病诊断的特性也不高，部分患者可出现颞叶内侧和海马区的异常信号，疾病早期表现为单侧或双侧颞叶内侧及海马 Flair 或 T_2WI 高信号。同时抗 GABA-B 受体脑炎的治疗目前尚无统一方案。国外学者主张若相关抗体检测阳性应立即予以免疫（单独或联合用药）治疗，包括丙种球蛋白、糖皮质激素、血浆置换等，可明显改善雨后；对合并肿瘤的患者应积极治疗原发病。本病例患者未给以相应免疫治疗即出院，出院时仅癫痫症状得到控制，仍有精神行为异常。

病例点评

抗 GABA-B 受体脑炎的患者临床表现不典型，多以癫痫起病且无脑梗死等症状，有时对于该病认识不足未意识到癫痫仅是本病的一个症状而误诊。本例患者早期表现仅有癫痫发作，后出现精神行为异常，与文献报道的抗 GABA – B 受体脑炎表现基本符合。提示临床应加强提高对抗 GABA – B 受体脑炎等少见病的认识，收治以癫痫为主伴有记忆障碍、精神行为异常等边缘系统受损的患者时，常规检查及影像学检测未发现明显异常，伴或不伴有肺部肿瘤，临床医生应考虑到抗 GABA – B 受体脑炎的可能，尽早行腰穿检测，及时行血及脑脊液 GABA – B 受体检测，尽快明确诊断及免疫治疗，以改善预后。

（卢　希　提供病例）

病例 2

病历摘要

现病史：患者，男性，58 岁。主诉：间断抽搐 10 天。患者于入院 10 天前（2016 年 12 月 2 日）无明显诱因出现抽搐，表现为左侧面部抖动，舌后坠，无舌咬伤，无尿失禁，持续 1~2 分钟后症状缓解，发作后自觉头痛，尚可回忆之前发生的事情，上述症状逐渐加重，每天发作 10 余次，症状同上述类似，持续时间 1~2 分，发作间歇期意识清楚，抽搐持续 6 天，后进展为昏迷，于外院行头 CT 检查未见确切异常，给予拉莫三嗪等对症支持治疗，未见明显好转。后转来我院急诊，给予地西泮等对症治疗，意识逐渐转清，为求系统诊治入院，病来有发热，无恶心、呕吐，无精神行为异常，精神状态差，饮食、睡眠一般，二便正常，近期体重减轻约

10斤。

既往史：脑梗死病史1年，右侧面神经炎病史半年。

专科查体：意识水平清醒，查体欠合作，言语及发音无法配合，双瞳孔等大正圆，直径3.0mm，光反应灵敏，双眼向各方向运动欠充分，无眼震。双侧额纹及鼻唇沟对称，伸舌无法配合。颈强阴性。四肢可自主活动，肌力查体欠合作。Babinski（L：-，R：-）。

辅助检查：

颅脑CT平扫（外院）：未见确切异常。

颅脑DWI（2016-12-8）：左侧丘脑近期腔梗灶。

肺部CT（2016-12-8）：双肺间质性改变。双肺陈旧病变。双肺炎症可能大。气管、右侧主支气管、右肺部分支气管内痰栓可能大。纵隔淋巴结肿大。双侧胸膜增厚。

颅脑MR平扫+增强（2016-12-13）：脑内多发腔梗、缺血及小软化灶。脑白质疏松（1级）。轻度脑萎缩。鼻窦炎，鼻中隔偏曲，右侧鼻甲肥大，双侧中耳乳突炎。

腰穿（2016-12-13）：压力130mmH$_2$O，无色透明脑脊液，总蛋白511mg/L，葡萄糖4.8mmol/L，氯化物120mmol/L，细胞数25×10^6/L，多核细胞4%，单个核细胞96%，未找到隐球菌及抗酸菌。

腰穿（2016-12-19）：压力125mmH$_2$O，无色透明脑脊液，总蛋白540mg/L，葡萄糖3.9mmol/L，氯化物113mmol/L，细胞数9×10^6/L，多核细胞22%，单个核细胞78%，未找到隐球菌及抗酸菌。

脑脊液及血液抗GABA-B受体抗体回报为阳性，余自身免疫性脑炎相关抗体及副肿瘤相关抗体检测未见异常。

急诊化验（2016-12-8）：

血常规：白细胞计数 18.11×10^9/L，粒细胞计数 16.70×10^9/L，粒细胞比率 92.2%，血小板计数 345×10^9/L，血红蛋白 152g/L。

CK：1313U/L，K^+：3.32mmol/L，肝肾功、血浆氨、Na^+、Cl^- 正常。

入院化验（2016 - 12 - 13）：

血常规：白细胞计数 10.83×10^9/L，粒细胞计数 7.87×10^9/L，粒细胞比率 72.7%，血小板计数 358×10^9/L，血红蛋白 138g/L。

CK 正常，肝肾功基本正常，K^+：3.57mmol/L。

CEA：5.14ng/ml（正常值 0 ~ 4.3ng/ml），AFP、CA125、CA153、CA199 正常。

CRP：40.6mg/L（正常值 0 ~ 5mg/L）。

甲功甲炎正常。

乙肝、梅毒抗体、HIV 未见异常。

化验（2016 - 12 - 23）：

血常规：白细胞计数 8.13×10^9/L，粒细胞计数 5.46×10^9/L，粒细胞比率 67.1%，血小板计数 305×10^9/L，血红蛋白 141g/L。

CRP：4.58mg/L（正常值 0 ~ 5mg/L）。

神经元特异性烯醇化酶 NSE：33.36ng/ml（正常值 0 ~ 16.3ng/ml）。

肺部 CT 平扫 + 增强（2016 - 12 - 21）：右侧主支气管、右肺部分支气管内软组织密度影，中心型占位性病变可能大，请结合临床及镜检。右肺下叶炎症。双肺间质性改变。双肺陈旧病变。纵隔淋巴结略肿大。双侧胸膜增厚，胸腔少量积液。

支气管镜镜检病理诊断：（支气管肺组织）恶性肿瘤，免疫组化结果支持神经内分泌癌，符合小细胞癌（图64）。

光镜所见：癌细胞呈团巢状密集排列，胞质少，核深染，异型

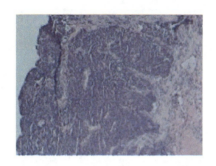

图64　病理肉眼所见：(支气管肺组中) 粟米粒大，四块全取

性明显。

免疫组化结果：CK5/6（−），CK7（−），P63（−），TTF−1（＋），CD56（＋），Synapt ophysin（−），Ki−67（＋50%），CK（＋），ChromograninA（＋），Napsin−A（−）。

诊断：（1）自身免疫性（抗γ-氨基丁酸-B受体）脑炎；（2）小细胞肺癌。

治疗：常规给与抗病毒、抗感染、抗癫痫治疗，辅以营养神经等对症支持治疗，于入院第9天（12月20日）开始给予甲强龙0.5g冲击治疗，连续5天后减量。

转归：患者病情逐渐好转，无抽搐发作，一般状态可，完成支气管镜检查后拒绝在我院进一步诊治，出院。

病例分析

本病例患者为中老年男患，急性起病，主要临床表现为癫痫，影像学及腰穿检查无特异性表现，其抗γ-氨基丁酸-B受体抗体阳性，同时进行肺部检查发现存在小细胞肺癌，因此诊断明确，经免疫治疗后症状好转。

抗γ-氨基丁酸-B受体脑炎以边缘性脑炎为主要临床表现，

其血清或脑脊液中抗 γ-氨基丁酸-B 受体抗体阳性，多见于中老年。这类脑炎通常以癫痫、精神症状起病，极易误诊为病毒性脑炎，早期的识别及治疗对患者的预后有很大的价值。约 50% 的患者有小细胞肺癌，即使在发病早期未筛查到肿瘤，也应在后续密切随访复查。目前该自身免疫性脑炎的诊断依赖于临床症状、抗体检测。治疗主要是免疫治疗，一线治疗为使用激素、免疫球蛋白及血浆置换，二线治疗为使用利妥昔单抗及环磷酰胺，大部分患者对免疫治疗反应良好。

病例点评

抗 GABA-B 受体脑炎以边缘性脑炎为主要临床表现，通常以癫痫、精神症状起病，极易误诊为病毒性脑炎，约 50% 的患者有小细胞肺癌，诊断依赖于临床症状、抗体检测。治疗主要是免疫治疗，一线治疗为激素、免疫球蛋白及血浆置换，二线治疗为利妥昔单抗及环磷酰胺，大部分患者对免疫治疗反应良好。

（胡　畔　提供病例）

033 皮质基底节变性一例

病历摘要

患者，男性，59岁。以"右手震颤4年，记忆力下降3年，动作慢2年"为主诉入院。患者4年前无明显诱因出现右手震颤，双手做精细动作笨拙，并自觉双腿发沉，走路不敢迈步。3年前逐渐出现反应慢，记忆力下降，发现找钱总出错，算数不准。2年前出现动作明显变慢，家属诉偶有说话表达错误，新发生的事情遗忘明显。同时变得爱生气、易烦躁，坐立不安，心情沮丧。于外院诊断为"帕金森病"，给予美多芭口服（1/2片，日三次），起初有效，数月后无好转。1年前出现起坐困难，翻身费力，说话声音小，家属发觉说话办事言语词不达意，并出现外出时走丢的情况。患者病来饮食可，夜间睡眠差，偶有打人骂人情况，二便可，近期体重无明显减轻。

患者既往否认除草剂、杀虫剂等毒物接触史。否认脑卒中发作史。否认脑炎病史。否认抗精神病药物、多巴胺耗竭药及神经毒性药物应用史。否认家族中类似疾病史。否认嗜烟嗜酒史。否认冶游史。

神经科体格检查： 神清，反应迟钝，面具脸，步态正常。定时错误，定向正确，计算力下降。发音单音调，声音小。双瞳孔等大正圆，D＝3.0mm，光反应灵敏，调节反射正常。双眼向各方向运动充分。咽反射正常。四肢肌力Ⅴ级，颈部肌张力增高，四肢肌张力均呈齿轮样增高，右侧较左侧高，上肢较下肢高。腱反射、深浅感觉未见确切异常。指鼻试验稳准，双手轮替动作笨拙。眉间反射阳性。掌颌反射未引出。Babinski（L：-，R：-）。

辅助检查： 头MRI平扫可见颞叶、顶叶、额叶萎缩（图65）。SPECT可见：双侧顶叶、双侧额叶、左侧颞叶、双侧基底节脑血流灌注减低。立卧位血压及心率：0分钟：145/85mmHg，72次/分；1分钟：140/85mmHg，76次/分；3分钟：135/70mmHg，79次/分；5分钟：140/80mmHg，77次/分。简易精神状态检查（MMSE）：14分，其中，定时-3，表达-1，计算-4，记忆力-3，语言-4，

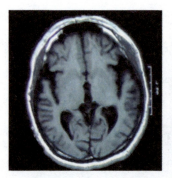
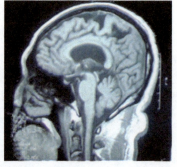

图65　患者头MRI平扫可见颞叶、顶叶、额叶萎缩

画图-1。蒙特利尔认知功能评估（MoCA）：9分，其中，连线-1，立方体-1，CDT-3，警觉-1，计算-3，复述-2，动物-1，抽象-2，延迟回忆-5，定时定向-2。统一PD评定量表-运动检查（UPDRS Ⅱ+Ⅲ）：70分。Hamilton评分：11分。血常规、血离子、肝肾功能、血糖等血生化检查未见明显异常；贫血系列、甲功甲炎、风湿抗体等免疫学指标未见明显异常。

诊断：皮质基底节变性。

治疗经过及随访：针对患者运动减少及震颤，给予美多芭3/4片日三次口服；针对患者存在的情绪障碍，给予来适普1/2片，早一次口服；针对患者认知能力下降，给予艾斯能早一片，口服，针对其运动症状波动，给予息宁1/2片，睡前口服。2个月后随诊，家属诉其运动症状部分改善、精神症状改善、认知能力部分改善。5个月后，患者来复诊，家属诉其幻觉减轻；精神症状明显加重；认知能力下降明显。给予加用喹硫平1/4片，早晚各一次口服，停用艾斯能，改用易倍申从半粒逐渐加量至一片，早晚各一次口服。

1个月后随诊：运动症状改善不明显，但精神症状改善较明显，幻觉几乎消失，且认知能力改善，夜间睡眠也有改善。8个月后随访，患者病情得到相对稳定的控制，虽仍有波动，但总体各方面均较前改善。活动能力尚可，可以自理，起床需要帮扶一下，起来后自己能走。夜间自己仍不能翻身。应人接物可，主动言语话少，但未说错。语言表达仍困难，偶有室内辨错方向。患者未再出现精神症状，偶有幻觉。

病例分析

皮质基底节变性（corticobasal degeneration，CBD）是一种慢性

进展性神经变性疾病，以不对称发作的无动性强直综合征、失用、肌张力障碍及姿势异常为其临床特征。CBD一般发病年龄为40～70岁，平均60岁，病程4～8年，平均5.9年。患病性别无差异，散在发病，基本无类似家族史。除进行性运动障碍外，在神经症状起病1～2年内，一部分病人发展有记忆缺失，缓慢进行性痴呆即老年期痴呆特征。四肢的自主运动进行性缓慢、笨拙，很多病人发展为特征性肌张力不全姿势：早期有非对称手与前臂屈曲，后臂外展。病人一般在5～7年后进展为双侧无动性僵直，通常死于吸入性肺炎及肺脓肿。

CBD常见的临床症候群包括：1. 锥体外系受损：主动运动减少，动作缓慢，肌强直等帕金森综合征表现；多巴药物治疗多无效。有姿势性和运动性震颤，伴姿势反射障碍，步态障碍，行走困难，易跌倒，平衡不稳。部分患者有肌阵挛，限于一侧上肢或下肢，以上肢常见。2. 额顶叶高级神经功能障碍：多见执行功能障碍，如运动性失用，亦可见观念性失用，观念运动性失用和结构性失用。部分病人可见失语，认知功能障碍，记忆力减退和视空间技能障碍。可有额叶释放征如摸索反射和强握反射。"异己手"是特征性表现。部分病人可见人格改变，行为异常，缄默，痴呆等。不对称性额顶叶皮质萎缩或血流代谢异常有助于皮质基底节变性临床诊断。头颅CT可见额叶顶叶皮层不对称性萎缩，尤其是外侧裂扩大，附近脑沟加深，蛛网膜下腔增宽等局限性萎缩征象。临床上可见进行性帕金森综合征，明显不对称的大脑皮质和基底节受损症状和体征。其病理改变为神经元和胶质细胞中异常tau蛋白的蓄积。其常见的临床症候群包括：（1）锥体外系受损；（2）额顶叶高级神经功能障碍。CBD早期在CT、MRI常规影像学无特征性变化。即使典型期MRI也仅表现为脑萎缩、脑室扩大，因此MRI主要是排除其他疾病可能。PET 可发现患肢对侧基底节和对侧大脑皮层葡萄糖代谢明显减低，对早期诊断帮助很大。

病例点评

该病例为老年患者，隐匿起病，病程长，进展缓慢。患者是以运动功能障碍为首发症状，且症状较重。帕金森样症状主要表现为强直少动为主，且对左旋多巴仅部分有效。该患者的认知障碍发生在运动障碍 1 年以后，时有波动，且多认知领域受损，包括：语言功能障碍、记忆力下降、执行功能下降、视空间受损。患者于疾病早期即出现明显的精神症状，且 2 年以后精神症状进展迅速，伴有幻觉。

该患者于门诊初步诊断为帕金森病痴呆，但患者对美多芭仅部分有效，且认知障碍发展迅速，有反复发作视幻觉，精神症状明显。上述症状均为帕金森病诊断的警惕症状。因此，我们考虑帕金森痴呆诊断排除。患者入院后，考虑患者认知障碍发生在帕金森样症状之后，且存在生动的是幻觉，考虑诊断为路易体痴呆。但经过我们几次随访发现，患者额叶功能障碍及基底节功能障碍最为明显，且头 MRI 广泛的皮层萎缩。最后，患者主要临床症状为强制少动的帕金森样症状、姿势异常，同时伴有皮层功能减退，头 MRI 可见颞叶、顶叶、额叶萎缩。根据皮质基底节变性的诊断标准，考虑该病例诊断为皮质基底节变性。CBD 是一种慢性进展性神经变性疾病，以不对称发作的无动性强直综合征、失用、肌张力障碍及姿势异常为其临床特征。在疾病早期，常被误诊为帕金森病或其他变性疾病。

本病例认知障碍对美金刚反应良好。盐酸美金刚为 NMDA 受体拮抗剂，而谷氨酸能递质系统异常是神经退行性疾病的共同核心机制：AD病程中谷氨酸能突触被过度激活，导致兴奋毒性神经元死亡和突触可塑性受损引起认知功能下降。PDD和DLB患者海马、内嗅皮层的突触后谷氨酸受体数量减少。FTD患者的额颞AMPA受体数量均显著减少，谷氨酸能功能受损。磁共振波谱分析显示FTD患者大脑皮层有谷氨酸神经元丢失。因此，美金刚对于合并痴呆的神经系统退行性疾病有广泛的治疗作用。

总之，合并痴呆的神经系统退行性疾病较为复杂，病理机制相似，疾病谱交叉重叠，且患者个体异质性较大，因此，其诊断十分困难。未来此类疾病的诊断可能会更加依赖病理及基因诊断，更加强调临床随访，且早期干预具有重要意义。

参考文献

1. Biundo R, Weis L, Facchini S, et al. Cognitive profiling of Parkinson disease patients with mild cognitive impairment and dementia. Parkinsonism & Related Disorders, 2014, 20 (4): 394 - 399.

2. Snowden J S. The clinical diagnosis of early - onset dementias: diagnostic accuracy and clinicopathological relationships. Brain, 2011, 134 (9): 2478 - 2492.

3. Alexander S K, Rittman T, Xuereb J H. Validation of the new consensus criteria for the diagnosis of corticobasal degeneration. J Neurol Neurosurg Psychiatry, 2014, 85 (8): 925 - 929.

4. Peng D, et al. Memantine hydrochloride in the treatment of dementia subtypes. J Clin Neurosci. 2013, 20 (11): 1482 - 1485.

5. Litvinenko I V, et al. Use of Memantine (akatinol) for the Correction of Cognitive Impairments in Parkinson's Disease Complicated by Dementia. Neurosci Behav Physiol. 2010, 40 (2): 149 - 155.

（娄　凡　提供病例）

034. 以帕金森综合征为主要表现的神经梅毒一例

病历摘要

患者，男性，60岁。因右手颤7年，口齿不清3年，上下楼费力、走路不稳，伴记忆力减退1年就诊。门诊以"进行性核上性麻痹？"收入院。患者7年前出现右手不自主震颤，起初较轻，逐渐加重，现持物时因手颤而导致物品脱落。3年前开始出现说话吐字不清，发音模糊，有时有重复语言，家属有时听不清患者说话内容。并逐渐出现上下楼梯费力，没有力气，走路不稳，容易向前跌倒，曾摔伤过一次。1年前开始出现记忆力减退，主要表现为近事遗忘明显，出门忘带钥匙，中午回忆不起早饭吃的什么。患者病来饮食可，睡眠可，小便偶有失禁，大便正常，体重无明显减轻。患者既往18年前有冶游史。

体格检查：神志清楚，Argyll Robertson 瞳孔（+），双眼上、下视垂直运动受限。言语构音障碍，双侧鼻唇沟及额纹对称，伸舌居中。双手静止性震颤，轮替动作慢，走路前倾，前冲步态。四肢肌力Ⅴ级，肌张力增高。四肢腱反射正常，双侧巴氏征未引出。

辅助检查：头 MRI 提示：双侧基底节区腔隙性梗塞；颅内多发缺血灶；脑白质脱髓鞘改变；脑萎缩。脑电图可见全部导联较多的慢波。血清梅毒病原学检测：RPR 1：32，TPPA（+）。入院后血常规、甲状腺功能、风湿抗体等生化检查未见明显异常。脑脊液检查：压力 80mmHg，细胞数 $62×10^6/L$（单核 87%），蛋白 770mg/L。脑脊液 TP–ELISA（+），TPPA（+）。

诊断及治疗：患者入院后确诊为神经梅毒。入院后给予头孢曲松 2.0 克，日二次静点，驱梅治疗，出院后于皮肤科门诊给予青霉素治疗。同时予以美多芭 1/2 片，日三次口服，对症治疗帕金森样症状。3 周后随访，患者行走不稳及眼球运动较前好转，但患者手颤及口齿不清症状改善不明显。

病例分析

神经梅毒（neurosyphilis）系梅毒螺旋体（TP）感染脑实质、脑膜、脊膜等导致的慢性传染性疾病，可发生于梅毒的各个时期。在"青霉素前时代"，梅毒发病率相对较高，随着公共卫生的发展和青霉素的出现，梅毒得到较好控制。然而，近年来由于同性恋群体的扩大、吸毒及其他药物滥用行为的增多，特别是随着人类免疫缺陷病毒（HIV）的传播，全球梅毒发病率呈上升趋势，神经梅毒发病率亦随之显著升高。

根据临床病理表现，神经梅毒可分为无症状型（隐性），间质型（脑膜和血管型），实质型（脊髓痨、麻痹性痴呆、神经系统橡胶肿及梅毒性视神经萎缩）和先天性神经梅毒。其临床表现复杂多样，病损部位广泛且多于感染后3～20年发病，可引起神经科、精神科、眼科及耳鼻喉科等多学科相关疾病类似表现，被称为"伟大的模仿者"。梅毒螺旋体侵入中枢神经系统首先会导致脑血流灌注异常，然后会有少数螺旋体发展成神经梅毒。表现因侵犯的部位而不同。如侵犯视神经则可引起视力下降或失明、语音神经则引起语言障碍，有的还会出现痴呆。因而，在神经梅毒累及锥体外系神经系统时常被误诊为其他疾病。本例患者起病主要表现为震颤、强直、行动迟缓、自主神经功能紊乱等症状，曾被误诊为"帕金森综合征"。国外也有类似报道，神经梅毒的临床表现可以与"帕金森病""进行性核上麻痹"的临床症状非常相似。

神经梅毒所致的帕金森综合征样运动障碍在间质性或实质性梅毒时期均可以出现。不同部位的损伤导致与原发神经退行性疾病相似的临床表现，常见部位有中脑（红核、黑质），小脑，基底节等，其病因及机制目前仍有争议。本例患者头MRI显示有皮质萎缩及多发腔隙性脑梗死，提示其可能为脑膜血管受损导致基底节区缺血性损伤。有的学者则认为其可能与梅毒感染侵入脑实质相关，即与脑炎后导致中脑受累而引起的帕金森综合征相似。此外，由于神经梅毒常合并精神症状，因而使用精神科药物所诱导的急性或迟发性运动障碍亦需要排除。

神经梅毒的诊断目前尚无统一的标准，主要依靠临床病史、特征性的脑脊液异常、梅毒血清学检查阳性等综合考虑而诊断。影像学表现对神经梅毒的诊断并没有特异性，但可为临床诊断提供帮助。上述病例我们也曾考虑是否有神经梅毒与帕金森综合征并存的可能性。但是，由于患者对美多芭治疗反应不佳，却对驱梅治疗有效,且通过随访我们发现,患者的病情得到长期有效的控制,从而不支持两种疾病并存的情况。

对于神经梅毒的治疗,青霉素和苄星青霉素仍为首选药物,且对于各个阶段的梅毒均有治疗效用。有研究表明,头孢曲松钠与大剂量青霉素治疗神经梅毒的效果并无差异,可作为青霉素的替代药物。本例患者驱梅治疗后运动障碍较前明显改善,震颤及构音障碍轻度改善,自主神经障碍及痴呆改善不明显。也有病例显示患者应用青霉素治疗后帕金森样症状改善不显著,但病情得到稳定控制,没有远期进展,提示青霉素的治疗对于神经梅毒患者帕金森综合征症状的控制是有效的。但是,其预后与开始治疗的时间早晚明显相关,在疾病晚期症状改善不理想。

病例点评

神经梅毒系指梅毒螺旋体感染中枢神经系统导致的慢性传染性疾病。神经梅毒临床表现多样,误诊率极高,特别合并人类免疫缺陷病毒感染时,神经梅毒的临床表现和实验室结果更加复杂。神经梅毒迄今仍无诊断"金标准",需结合临床表现、实验室检查、影像学检查等多方面进行综合判断。青霉素是治疗神经梅毒的首选药物。

本例病人起初被误诊为帕金森综合征,后进一步通过脑脊液梅毒病原学检测确诊为神经梅毒。神经梅毒的临床表现非常复杂,多种多样。因此,在鉴别诊断中对于持续出现不明原因进展较快的震颤、肌强直、痴呆、自主神经障碍等帕金森综合征表现者,尤其当青壮年患者出现上述表现且合并其他非原发性疾病表现时,要警惕神经梅毒。医师须详细询问有无冶游或性病史、静脉药瘾史和输血史，并重视梅毒血清学、脑脊液检查及 HIV 的筛查。神经梅毒的诊断应结合临床表现、实验室及影像学检查综合分析，争取早期诊断、早期治疗以改善预后。

参考文献

Tong M L, Lin L R, Zhang H L, et al. Spectrum and characterization of movement disorders secondary to neurosyphilis. Parkinsonism Relat Disord, 2013, 19（4）: 441-445.

（娄　凡　提供病例）

035 病毒性脑膜脑炎引起的胼胝体细胞毒性病灶一例

病历摘要

患者,男性,31岁。以"颈部淋巴结肿大20天,头痛5天"为主诉来院就诊。患者头痛为双侧额颞部及枕部针刺样疼痛,同时伴有恶性呕吐症状。病程中否认发热。

查体:神志清,颅神经正常,四肢肌力和肌张力正常,腱反射正常,病理征未引出,颈强(±)。

腰椎穿刺CSF常规:蛋白809mg/L,葡萄糖4.3mmol/L,氯化物117mmol/L,细胞数53×10^6/L,单个核细胞96%,多核细胞4%。

院前头CT及MRI未见明显异常。血常规、生化、电解质、风湿系列、CRP、PCT正常范围,T-SPORT(-)。

入院查脑 MR + DWI 提示胼胝体压部卵圆型长 T_2 信号，Flair 高信号，弥散信号受限（图66）。脑 MRA 未见异常。脑电图检查提示 α 节律变慢，全部导联可见阵发性 2～5c/s 的慢波。结合患者病史及辅助检查结果，考虑患者为病毒性脑膜脑炎，胼胝体压部病灶为继发而来的细胞毒性损伤。

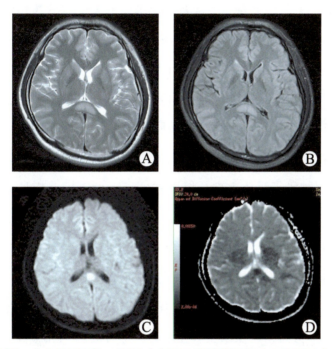

图66　患者的脑 MR + DWI 成像提示胼胝体压部中央卵圆形病灶

注：T_2WI（A）及 Flair（B）像为高信号，DWI（C）及 ADC（D）提示弥散受限，病灶性质为细胞毒性水肿。

病例分析

胼胝体细胞毒性病灶（cytotoxic lesions of the corpus callosum，CLOCCs）是指一系列不同病因（如病毒或其他病原体感染、代谢紊乱、癫痫发作、脑外伤或肿瘤和抗癫痫药物的使用等）造成的胼胝体的病变，通常累及胼胝体压部。CLOCCs 的发病机制比较复杂，感染或其他原因可引起炎症细胞的活化及细胞因子的释放和级联反应造成血脑屏障的破坏，细胞外液谷氨酸的增加并通过一系列受体作用使得星形胶质细胞和神经元外的水内流，造成细胞毒性水肿。CLOCCs临床表现通常取决于原发病因，如病毒性脑膜脑炎引起的可能表现为发热、头痛、意识模糊等，而缺乏其他胼胝体病变常见的异己手、失用、失写、失读及其他半球离断症状。该病的诊断依赖脑MRI检查，常表现为胼胝体压部中心区的卵圆形病灶，边界相对清晰，病灶比较对称，或者整个胼胝体压部及邻近半球区域受累呈不规则条状改变，称为"回旋镖征"（boomerang sign），乃至向前延伸至整个胼胝体。病灶在T_1加权像上为稍低或等信号，T_2加权像为高信号，DWI/ADC为弥散受限改变（DWI高信号和低ADC值），增强扫描无强化表现。根据基础病因的不同，病灶的形态和病灶消失的时间也有所区别，比如，癫痫发作引起的病灶为一般界限清楚的较小的卵圆形，病灶通常在1个月内恢复。患者常见的脑电图表现可以为广泛的慢波，如该患者所表现的一样。CLOCCs的治疗通常为针对基础疾病进行对症支持治疗，类固醇激素和IVIG的作用尚不明确，而在原发病控制后，患者的临床和影像症状一般恢复良好，当然有些患者也会遗留有并发症状，并且胼胝体病灶会在MRI上持续很长时间甚至不能消失。该病例中的患者经过治疗后症状好转，但未同意复查脑MRI检查观察病灶是否消失。

病例点评

该患者为颅内感染之后出现的胼胝体压部病灶，为CLOCCs常见的疾病模式之一。该诊断术语相比"可逆性胼胝体压部病变综合征""伴胼胝体压部可逆性病变的临床症状轻微的脑炎和（或）脑病"等曾用病名能更好的总结和概括此类胼胝体继发病变的性质，因为并非所有患者的胼胝体病灶都能够消失，而脑病的症状可能缺失（如我们的患者就缺乏脑病症状），并且该病灶可以不局限于胼胝体压部。临床上对于MRI上提示的CLOCCs的患者，需要明白该病与多种常见疾病实体有关，即这种改变多为继发而来的细胞毒性水肿，应积极查找病因并纠正。同时，也需要注意该类病变与其他胼胝体的梗死、脱髓鞘或肿瘤等疾病的鉴别。

参考文献

1. Starkey J, Kobayashi N, Numaguchi Y, et al. Cytotoxic Lesions of the Corpus Callosum That Show Restricted Diffusion: Mechanisms, Causes, and Manifestations. Radiographics, 2017, 37 (2): 562.

2. Malhotra H S, Garg R K, Vidhate M R, et al. Boomerang sign: Clinical significance of transient lesion in splenium of corpus callosum. Annals of Indian Academy of Neurology, 2012, 15 (2): 151–157.

（付贺飞　提供病例）

036 多发脑出血一例

病历摘要

患者，男性，55岁。因突发左侧肢体活动不灵来我院住院。急诊头CT检查提示右侧顶叶脑出血，脑白质疏松。病来偶有嗜睡和抽搐发作。患者既往有高血压病史，血压最高170/100mmHg，未规律服药和监测血压，本次为患者第四次脑出血发作，既往分别于2009年、2015年和2016年发生脑出血。双亲均因脑出血去世。

神经查体：略嗜睡，简单问话可正确回答，双瞳孔等大，直径3.0mm，对光反应灵敏，左侧肢体肌力0级，右侧肢体活动正常，病理征（L+，R±）。MMSE评分：25/30。既往头CT和SWI序列检查分别提示多发性腔梗，脑白质疏松，颞叶、顶叶、广泛皮质下区域和双侧基底节陈旧出血灶（图67）。

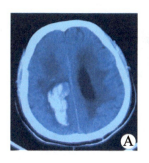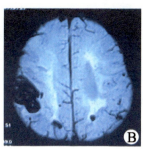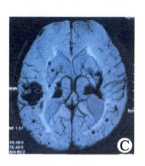

图 67

注：A：本次入院头 CT 提示右侧顶叶脑出血并破入脑室，脑白质疏松；B、C：2016 年 SWI 检查，提示患者颞叶、顶叶、双侧基底节多发陈旧团块状出血，伴大脑表浅区域多发不均一点状出血。

病例分析

脑出血是最致命的脑卒中类型之一，而高血压是自发性脑出血的最常见病因，长期高血压可以造成脑细小动脉发生玻璃样变性，使得血管壁弹性减弱，在血压剧烈波动时引起血管壁破裂出血。高血压脑出血通常发生于壳核、丘脑、脑干和小脑等部位，其中豆纹动脉供血的基底节区是最多见的部位。而脑血管淀粉样变性（cerebral amyloid angiopathy，CAA）则是老年人自发脑出血的又一个常见病因，该病是由于 β 淀粉样蛋白在大脑皮质和髓质中小动脉的中层和外膜的沉积引起的脑血管功能障碍，引起反复的和多灶的脑出血，每年出血复发率约为 10%。CAA 多发生于 55 岁以上的老年人，男女均可发病，发生率随着年龄增加而增加，携带 $APOE\varepsilon2$ 或 $\varepsilon4$ 基因是 CAA 相关脑出血发生的重要遗传危险因素。CAA 相关脑出血多位于皮质或皮质下（脑叶）区域，而穿支动脉供血的基底节、丘脑、脑干等部位一般不受累及。此外，部分患者还合并出现老年痴呆的症状。脑 MRI 梯度回波序列 T2 * 加权（gradient – echo，

GRE-T2*WI）和磁敏感加权（susceptibility weighted imaging, SWI）序列的应用对于发现陈旧多发出血尤其是微出血的能力较普通 MR 序列和 CT 有更多优势，对于 CAA 的诊断有较强的预测作用。在 MRI 上，除了脑叶出血，支持 CAA 的影像学标志还包括：多发的局限于脑叶的微出血，浅表皮层含铁血黄素沉积，脑白质高信号及 MRI 上可识别的血管周围腔隙，皮层小梗死等。而对于该病例，患者有高血压的基础疾病史，出血的部位除了高血压脑出血常见的丘脑/基底节的病灶外，部分出血病灶位于脑叶，而 SWI 序列检查又发现了多发的皮层和皮层下的微出血病灶，且反复发病，基于上述特点，在该患者脑出血病因的推断上，不应拘泥于高血压脑出血的单一原因，还因该考虑到脑血管淀粉样变性（cerebral amyloid angiopathy，CAA），即该患者可能存在混合性的血管病变，使得患者既存在高血压脑出血的表现，又呈现了 CAA 脑出血的部分特征。事实上，大约 30% 的 CAA 相关脑出血的患者存在高血压基础疾病。传统上，CAA 的确诊需要尸检或病变活检提供病理上的诊断证据，但目前 SWI 等影像学检查手段在 CAA 的诊断中发挥着重要作用，基于 MRI 的特征的 Boston 诊断标准，对于满足年龄≥55 岁、缺乏其他脑出血病因、存在单个或多发的脑叶皮质/皮质下脑出血分别诊断为可能的和很可能的 CAA 相关脑出血。

病例点评

该患者出血部位是顶叶，并且是第 2 次脑叶出血，非高血压脑出血的典型部位，同时 SWI 检查发现脑叶皮层下广泛多发的陈旧出血病灶，自然会考虑到 CAA 脑出血，然而患者刚 55 岁，既往有多年的高血压病史，父母也有高血压和脑出血的病史，同时 SWI 检查也确认了高血压脑出血常见的基底节区病灶，此外为患者进行的简易智力状态检查量表（MMSE）评分未发现患者存在明显的认知障碍症状。因此，在没有进行侵袭性病理活检，又有明确的高血压病因的情况下，诊断 CAA 所致的脑出血证据不足。但高血压和 CAA 相关脑出血可以合并存在，仍需要随访观察。

参考文献

1. Charidimou A，Boulouis G，Gurol M E，et al. Emerging concepts in sporadic cerebral amyloid angiopathy. Brain A Journal of Neurology，2017，140（7）：1829－1850.
2. Knudsen K A，Rosand J，Karluk D，et al. Clinical diagnosis of cerebral amyloid angiopathy：validation of the Boston criteria. Current Atherosclerosis Reports，2003，5（4）：260－266.

（付贺飞　提供病例）

037 多发性对称性脂肪瘤病合并急性脑梗死一例

病历摘要

患者，男性，60岁。因"双侧颈前、肩背部肿物进行性增大30余年，左侧肢体麻木、无力3天"入院。

既往史：大量饮酒40余年，每天饮500～1000ml白酒（52°）。否认高血压病及糖尿病病史。否认类似疾病家族史。

查体：可见分布于下颌部、颈部、上肢近端及背部的多发性对称性脂肪瘤（图68）。触诊脂肪瘤质软，无压痛，可活动，边界不清。

神经系统查体：神清语利，颅神经查体未见异常。颈软。左侧肢体肌力Ⅳ级，右侧肢体肌力Ⅴ级，四肢肌张力正常。左侧巴宾斯基征（+）。左侧偏身痛觉减退。MMSE评分26分（初中学历）。

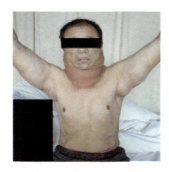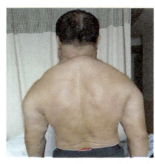

图68 患者躯体外观：可见分布于颈部、四肢近端及背部的多发性对称性脂肪瘤，不同于一般肥胖

辅助检查：总胆固醇6.90mmol/L（0~5.7mmol/L），低密度脂蛋白胆固醇4.95mmol/L（2.08~3.12mmol/L），血红细胞计数$2.37×10^{12}$［$(4.37~5.80)×10^{12}$］，血红蛋白浓度79g/L（130~175g/L）。余常规化验、感染及免疫指标均正常。头颅MRI+弥散加权成像示右侧丘脑梗死灶，脑白质疏松，轻度脑萎缩，双侧后枕部皮下脂肪瘤（图69）。双颈动脉彩超示双颈动脉硬化样改变，双颈动脉斑块形成伴轻度狭窄（10%~30%）。脑彩超示双侧大脑中动脉及基底动脉轻度狭窄。甲状腺及颈部淋巴结超声示颈部脂肪堆积增厚改变（约33mm），边界欠清。经胸心脏超声示左房略增大，主动脉瓣及二尖瓣退行性变，静息状态左室收缩功能正常。肝胆脾超声示慢性肝损伤（酒精源性），胆囊壁欠光滑，脾大。肌电图提示周围神经改变。

入院后诊断：多发性对称性脂肪瘤病合并急性脑梗死。嘱患者逐渐戒酒，并予维生素B_1及B_{12}肌肉注射，抗血小板聚集，降脂，纠正肝功能不全等对症支持治疗。患者出院时左侧肢体无力好转，麻木感减轻。嘱患者出院后戒酒，继续口服维生素B_1、甲钴胺及卒中二级预防治疗。

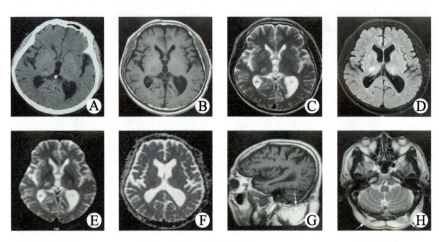

图 69

注：A：头颅 CT 示右侧丘脑低密度；B：头颅 MRI 示右侧丘脑 T_1 加权成像呈低信号；C、D：T_2 加权成像及 Flair 序列呈高信号；E：弥散加权成像序列呈高信号；F：相应区域表观扩散系数呈低信号；G：T_1 成像矢状位示大脑皮质萎缩；G、H：双侧后枕部皮下脂肪瘤（箭头）。

病例分析

多发性对称性脂肪瘤病（multiple symmetric lipomatosis，MSL），又称马德龙病（Madelung's disease），是一种罕见的脂肪代谢异常疾病，临床多表现为弥漫性、对称性、无包膜的脂肪组织沉积，常分布于颈部、背部、四肢近端及身体其他部位，可呈现诸如"马颈""驼峰背""仓鼠颊"等典型外观。60% 以上的患者有长期大量饮酒史。MSL 合并神经系统损伤以多发性感觉运动性周围神经病及自主神经受累最常见，患者多数有感觉异常、下肢无力、静息状态心动过速及阳痿等症状。本例患者以急性脑梗死入院，大量饮酒 40 余年，全身多发对称性无包膜的脂肪瘤，并且合并周围神经病变，高脂血症，慢性肝损伤及巨幼细胞贫血，符合 MSL 合并急性脑梗死的临床诊断。而 MSL 合并中枢神经系统损伤很少见。可以出现认知功能障碍、小脑共济失调、耳聋、构音障碍、吞咽困难及视神经萎缩等表现。本例患者 MMSE 26 分，存在轻度认知功能障碍，并无其他中枢神经系统受累症状。MSL 常合并高脂血症、高尿酸血症、糖尿病、甲状腺功能异常等代谢综合征，提示 MSL 造成的脂质代谢异常，对动脉粥样硬化性血栓性脑梗死可能具有促进作用。本例患者头颅 MRI 还可见大脑皮质萎缩，考虑可能与慢性酒精中毒有关。

病例点评

本例 MSL 合并急性脑梗死，考虑可能与脂质代谢障碍继发的高脂血症、动脉粥样硬化等危险因素有关，遗憾的是，患者因经济、心理等因素最终未进行肌肉活检及线粒体基因检测。MSL 合并急性脑梗死的病例相当罕见，可能因脑梗死作为神经科常见病而忽视患者 MSL 的诊断，详细的询问病史及体格检查对诊断具有重要价值。MSL 的内科治疗以控制脂肪瘤进展为主，戒酒可以延缓脂肪瘤的生长，减少脂肪摄入并不能有效控制病情。临床上对 MSL 合并中枢神经系统损伤的患者应进行肌肉活检、线粒体基因检测及完整的影像学检查，进一步研究 MSL 发病的病理生理机制，以提高临床医生对该病的认识。

（姜懿凌　提供病例）

038 器官移植后隐球菌性脑膜炎合并脑梗死一例

病历摘要

现病史：

患者，男性，40岁。主诉：头痛、发热20天，左侧肢体无力伴言语不清3天。患者于2016年11月11号无明显诱因出现头痛，表现为全头部剧烈疼痛，伴颈部烧灼样痛及恶心呕吐，无肢体活动不灵等其他症状，就诊于某医院，测体温38.3℃，无咳嗽咳痰，血常规提示白细胞升高，予抗生素等治疗，后恶心呕吐缓解，头痛仍未见好转，体温持续波动在38℃左右，17号中午无明显诱因出现抽搐，伴意识丧失，口吐白沫，四肢僵直，无尿便失禁，临时予20mg地西泮静推，10多分钟后意识恢复。18号血培养提示隐球菌感染，予抗真菌等对症支持治疗，发热有所好转，体温维持在37℃左右，头痛仍未缓解。27号患者突然出现左侧肢体无力，走路及上肢抬举困难，伴言语不清，转来我院急诊，行头MRI示多发近期梗死灶可能性大，给予改善循环、营养神经、大扶康抗真菌等对症支持治疗后症状略有好转，29日行腰穿检查找到隐球菌后收入病房。病来精神状态一般，偶躁动，饮食可，睡眠不佳，二便正常。

既往史：

高血压10余年，最高180/110mmHg，规律应用降压药，血压控制在正常水平。年轻时患"肾炎"，后出现"尿毒症"。2014年在某医院行右肾移植术，术后服用吗替麦考酚酯，2016年在北京某医院就诊后开始口服美卓乐、他克莫司、来氟米特。

专科查体：

神志清楚，查体合作，言语不清，双瞳孔等大正圆，直径3.0mm，光反应灵敏，双眼向各方向运动充分，无眼震。双侧额纹对称，左侧鼻唇沟变浅，伸舌偏左。颈强阴性。左上肢近端肌力Ⅳ级，远端Ⅲ级，左下肢肌力Ⅳ级，右侧肢体肌力Ⅴ级，四肢腱反射正常，Babinski（L：±，R：-）。

辅助检查：

肺部CT平扫（2016-11-12）：左肺上叶结节，性质待定，建议进一步检查；主动脉及冠状动脉硬化；左肾囊肿；左肾稍高密度灶，建议进一步检查。

血培养及药敏（2016-11-18）：新型隐球菌，墨汁染色阳性，对氟胞嘧啶及氟康唑敏感。

颅脑MRI+DWI（2016-11-27）：双侧丘脑、基底节区多发近期腔梗灶可能性大，请结合临床；脑内小缺血灶，脑白质略疏松；部分性空泡蝶鞍；副鼻窦炎，鼻中隔轻度右偏，左侧下鼻甲肥大（图70）。

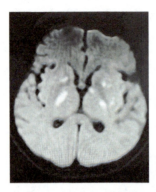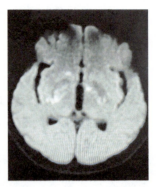

图70　颅脑 DWI 示双侧丘脑、基底节区多发弥散受限信号
（相应 ADC 图像为低信号）

肺部 CT 平扫（2016-11-27）：左肺尖结节，良性可能大；双肺下叶轻度间质性改变；双肾缩小，多发囊肿（图71）。

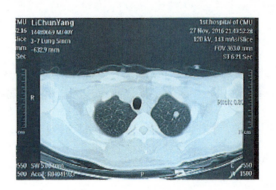

图71　示左肺尖结节

腰穿（2016-11-29）：压力 >300mmH$_2$O，无色透明脑脊液，总蛋白 645mg/L，葡萄糖 2.8mmol/L，氯化物 116mmol/L，细胞数 50×10^6/L，多核细胞4%，单个核细胞96%，脑脊液涂片墨汁染色镜检：找到隐球菌。脑脊液真菌培养未做。

腰穿（2016-12-2）：压力 110mmH$_2$O（应用甘露醇），无色透明脑脊液，总蛋白 898mg/L，葡萄糖 2.0mmol/L，氯化物

115mmol/L，细胞数 65×10^6/L，多核细胞 15%，单个核细胞 85%，脑脊液涂片墨汁染色镜检：未找到隐球菌。脑脊液真菌培养：新型隐球菌（培养 6 天）。

腰穿（2016 – 12 – 19）：压力 240mmH$_2$O，无色透明脑脊液，总蛋白 877mg/L，葡萄糖 2.7mmol/L，氯化物 122mmol/L，细胞数 41×10^6/L，多核细胞 0，单个核细胞 100%，脑脊液涂片墨汁染色镜检：未找到隐球菌。脑脊液真菌培养：未生长真菌（培养 7 天）。

HIV、梅毒抗体等化验无异常，血常规提示轻 – 中度贫血。

诊断：（1）隐球菌性脑膜炎。（2）脑梗死。（3）器官移植后（肾移植）。（4）肾功能不全。（5）高血压病 3 级。

治疗：

抗真菌治疗：沈阳某医院：11 月 18 日开始应用卡泊芬净［卡泊芬净是一种由 Glarea Lozoyensis 发酵产物合成而来的半合成脂肽（棘白菌素，echinocandin）化合物。卡泊芬净能抑制许多丝状真菌和酵母菌细胞壁的一种基本成份——β（1，3）– D – 葡聚糖的合成，从而发挥抗真菌的作用］。中国医科大学附属第一医院：11 月 27 日至 12 月 1 日大扶康 0.4g，日一次静滴，12 月 1 日开始使用两性霉素 B，起始剂量 3mg［0.5mg/（kg·d）］，每两日增加 5mg，12 月 17 日增量至 42mg［0.7mg/（kg·d）］，应用两性霉素 B 后大扶康改为 450mg，日一次口服。

除抗真菌治疗外，常规给予降颅压、改善循环、营养神经治疗，并结合本例患者特点，继续激素、免疫抑制剂、降肌酐等治疗，治疗期间密切监测肝肾功、离子等，注意抗真菌药的不良反应。

病情转归：

患者经过上述治疗后病情明显好转，无头痛及颈痛，无发热及咳嗽，一般状态良好，说话基本正常，口水多，能自行下地走路，左腿肌力略差，约Ⅴ-级。

病例分析

隐球菌性脑膜炎起病隐袭、病程迁延，进展缓慢。全身症状可有早期不规则低热，体温一般为37.5～38℃，头痛表现为轻度间歇性头痛，而后逐渐加重，同时伴有恶心、呕吐。可有高颅压症状如阵发性头痛、恶心、频繁呕吐、视物模糊，部分患者有不同程度意识障碍。可有脑膜刺激征。约占1/3的患者可有脑神经损伤，视神经损伤最多见，其他如展神经、面神经及听神经亦可受累。也可有局灶性症状，脑实质内形成新型隐球菌脓肿或肉芽肿时，可引起如癫痫发作、精神异常、偏瘫、共济失调等。脑脊液除常规化验外，墨汁染色找到带有荚膜的新型隐球菌为诊断的金标准，但阳性率为30%～50%，应反复多次检查提高检出率。也可进行脑脊液真菌培养及免疫学检查。肺部影像学多不特异，以肿块或结节影最常见。头CT及头MRI提示脑水肿、脑积水、脑实质病灶等，增强扫描可有脑膜强化、脑实质肉芽肿。两性霉素B为治疗隐球菌性脑膜炎首选药物，常作为急性期治疗。5-氟胞嘧啶常在急性期与两性霉素B联合应用。氟康唑耐受性好，不良反应较两性霉素B小，一般可作为两性霉素B诱导治疗后的序贯治疗。

隐球菌性脑膜炎合并脑梗死可能的机制有：（1）病理生理基础是其可累及脑膜、脑实质形成脑实质肉芽肿。累及软脑膜时导致弥漫性炎症改变，大量浆液纤维蛋白渗出，炎性渗出物损伤血管的外膜乃至整个血管壁，引起坏死性全血管炎、血栓形成和血管闭塞。有国外报道慢性脑膜炎的炎性分泌物通常在Willis环周围，脑梗死多在这些位置发病；（2）炎性反应刺激致血管痉挛、血流缓慢，发热、呕吐引起脱水，血液黏稠度增高、血液淤滞，也可能是脑梗死发生的原因；（3）脑积水后脑室被扩张，使得本来受炎性反应刺激的血管变得更加狭窄进而诱发脑梗死。

本病例治疗棘手之处：（1）患者为肾移植术后，存在移植肾功能不全，但抗真菌药物有明显的肝肾毒性，增加治疗难度。（2）患者服用激素及免疫抑制剂，可能干扰治疗效果，患病后器官移植科多次会诊协助适当减少激素及免疫抑制剂使用剂量。（3）使用大扶康可能会增加他克莫司血药浓度。治疗期间定期监测血常规、肝肾功离子及他克莫司血药浓度。

病例点评

（1）患者因器官移植后服用免疫抑制剂，导致感染了新型隐球菌。

（2）该病例患者在患隐球菌性脑膜炎的基础上合并脑梗死，比较少见。

（3）肾移植术后，移植肾功不全，治疗难度大。

（4）可能预后不良。

（胡　畔　提供病例）

039 伴颅内多发钙化的甲状旁腺功能减退症合并脑梗死一例

病历摘要

患者，女性，47岁。因言语不清、右侧肢体活动不灵1周入院。

既往史：10余年前因甲状腺肿行甲状腺大部切除术，术后第二天出现抽搐，此后患者应用葡萄糖酸钙10毫升，日二次静推。

神经系统查体：神志清醒，言语不清，听力正常，双瞳孔等大正圆，光反应灵敏，颅神经查体未见异常，左侧肢体肌力Ⅴ级，右侧肢体肌力Ⅳ级，Babinski征（L：-，R：+）。入院后完善血钙1.86mmol/L（正常值：2.17～2.57mmol/L），血磷2.05mmol/L（正常值：0.81～1.52mmol/L），血清甲状旁腺素测定<1.2pg/ml。颅脑CT示双侧壳核、苍白球、尾状核头、丘脑、大脑皮质下白质、

小脑齿状核多发对称性钙化（图72A、图72B）。颅脑 MRI 示脑内多发短 T1 信号灶，考虑钙盐沉积（图72C）；左侧侧脑室旁 T_1 低信号（图72D），T_2 高信号（图72E）。颅脑 DWI 提示左侧侧脑室旁弥散受限高信号，考虑近期梗死（图72F）。

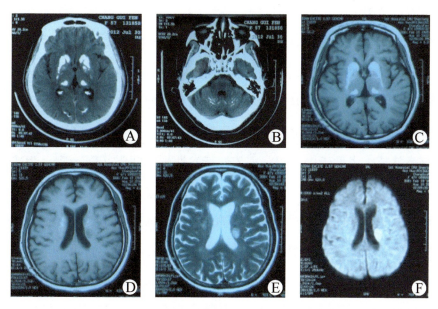

图 72

注：A、B：头 CT 示双侧壳核、苍白球、尾状核头、丘脑、大脑皮质下白质、小脑齿状核多发对称性钙化；C～F：颅脑 MRI 平扫 + DWI 示脑内多发短 T_1 信号灶，考虑钙盐沉积，左侧侧脑室旁 T_1 低信号，T_2 高信号，弥散受限高信号，考虑近期梗死。

病例分析

甲状旁腺功能减退症简称甲旁减，是指甲状旁腺素（PTH）分泌减少和（或）功能障碍的一种临床综合征。临床上甲状旁腺功能减退症主要表现为神经肌肉兴奋性增高，多以神经症状为特点，部分患者以癫痫为首发症状入院，出现癫痫发作的比例为30%～50%，可发生于任何年龄，有部分患者可无明确临床症状。辅助检查可发现低钙血症、高磷血症与血清 PTH 减少。影像学可见颅内多发对称性钙化,常位于双侧基底节,特别是苍白球,同时也可见于小脑、皮质下白质、放射冠及丘脑,内囊不受累。甲状旁腺功能减退症伴发颅内钙化的机制尚不完全清楚,目前考虑的相关因素主要有血管因素、钙磷代谢紊乱、碱性磷酸酶活性紊乱、缺血缺氧等。有研究指出,甲状旁腺功能减退症伴基底节区钙化的进展与钙/磷比相关,比值每增加 1%,钙化的发生率减少 5%。临床上要注意甲状旁腺功能减退症的颅内钙化与其他原因所致的颅内钙化相鉴别。生理性钙化常位于松果体、脉络膜丛、大脑镰、基底节、小脑齿状核,多见于中老年。家族性特发性颅内钙化(Fahr 病)为遗传性疾病,有家族史,好发于青少年,常在基底节、大脑皮质、小脑齿状核和髓质出现对称性、不规则斑片状钙化。脑实质内多发、散在、结节样钙化常见于颅内感染性病变钙化或结节性硬化。条样、脑回样、铁轨样、圆点状钙化是脑血管疾病钙化的特点。脑肿瘤钙化多表现为肿瘤内部钙化,其特点为异常密度或信号的肿瘤背景下有各种形态、程度和范围的钙化存在。以上原因所致的颅内钙化血清钙磷代谢、甲状旁腺功能测定正常。目前有文献指出,甲状腺功能减低可影响脂质代谢,使胆固醇水平升高,同时可升高血清同型半胱氨酸、促进高血压及动脉粥样硬化的形成,因此认为甲状腺功能减低是脑血管病的一个高危因素。此外,有文献报道甲状旁腺功能减低 – 感音神经性耳聋 – 肾发育不良(HDR)综合征与脑梗死的发生有一定相关性。

病例点评

(1)本例患者 10 余年前因甲状腺肿行甲状腺大部切除术,术后出现抽搐，血钙低，血磷高，血清甲状旁腺素低，考虑为甲状腺大部切除术后继发甲状旁腺功能减退症。

（2）临床上甲状旁腺功能减退症主要表现为神经肌肉兴奋性增高，多以神经症状为特点，部分患者以癫痫为首发症状入院。

（3）甲状旁腺功能减退症可出现颅内多发钙化，发生钙化的部位具有一定特征性，常位于双侧基底节，特别是苍白球，同时尚可合并脑梗死的发生。

（郝悦含　提供病例）

本病例曾发表于《卒中与神经疾病》杂志 2015 年 6 月第 22 卷第 3 期

040 Marchiafava – Bignami 病伴胼胝体外广泛脱髓鞘病变一例

📋 病历摘要

患者,男性,49岁。2天前由他人发现意识障碍,呼之不应,于当地医院行头CT检查,未见确切异常,为进一步诊治入我院。

查体:神志恍惚,呼之无反应,疼痛刺激可睁眼,双瞳孔等大正圆,D≈3.5mm,光反应灵敏,颈软,Babinski征(L:+,R:+),余查体无法配合。

个人史:饮酒20余年,常以酒代饭,白酒(52°)1斤左右/日。

辅助检查:肝功能:血清γ-谷氨酰转移酶(GGT)128U/L(参考值12~58U/L),血清天门冬氨酸氨基转移酶(AST)59U/L(参考值15~46U/L)。血常规、肾功能、血离子、血糖、血氨、甲功甲炎、贫血系列、肿瘤系列、风湿相关等生化检验未见异常。

影像学检查：颅脑 CT 示胼胝体低密度。颅脑 MRI + 增强示双侧脑室旁、半卵圆中心、胼胝体及额叶白质下见多发斑片状长 T_1、长 T_2 信号，Flair 高信号，增强扫描未见异常强化。DWI 示胼胝体可见斑片状弥散受限高信号，相应 ADC 图高信号。

结论：脑白质多发团片状异常信号，脱髓鞘改变（图73）。给予患者激素、改善循环、维生素 B_1 及维生素 B_{12} 等治疗，10 天后患者意识转清，可有简单动作和表情，20 天后患者可进行简单交流。

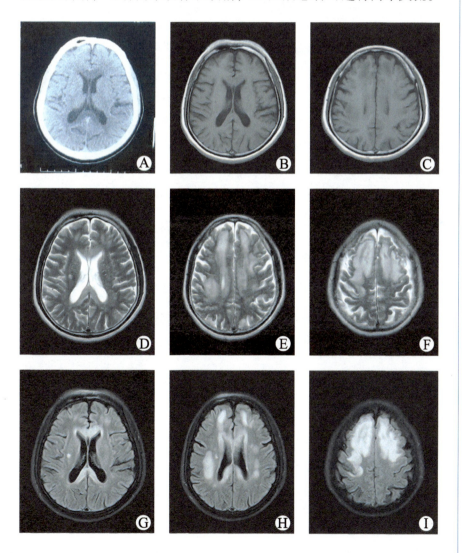

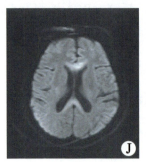
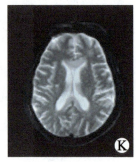
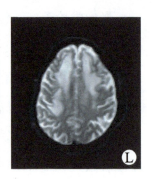

图 73

注：A、颅脑 CT 示胼胝体低密度；B、C：颅脑 MRI 示胼胝体、双侧脑室旁、半卵圆中心及额叶白质下见多发斑片状长 T_1 信号；D、E、F：长 T_2 信号；G、H、I：Flair 高信号；J：DWI 示胼胝体可见弥散受限高信号；K、L：ADC 图呈高信号。

病例分析

Marchiafava – Bignami 病（Marchiafava – Bignami disease，MBD）又称原发性胼胝体变性，以两位意大利病理学家 Ettore Machiafava 和 Amico Bignami 命名，1903 年最早报道了 3 例长期饮红酒的意大利患者发生胼胝体急性脱髓鞘和坏死。Marchiafava – Bignami 病多见于男性，发病年龄为 40～60 岁，多有长期饮酒史，亦可见于长期营养不良患者，如贲门癌术后。胼胝体连接双侧大脑半球皮质，是脑内重要的白质纤维束。典型病变多累及胼胝体的体部，其次为膝部，再次为压部，整个胼胝体可以受累。胼胝体变性可分为三层，中央部分最常受累，背侧和腹侧不受累，坏死后出现囊性变，呈"三明治样"改变。其他白质纤维束如白质前、后联合及皮质脊髓束可以受累。大脑半球白质、小脑中脚受累十分罕见，皮质下 U 型纤维常不受累。Marchiafava – Bignami 病累及胼胝体外病灶多为对称性改变，出现胼胝体外不对称性病灶少见。Marchiafava – Bignami 病临床表现多种多样，无特异性表现。急性期的症状包括癫痫、意识障碍和迅速死亡。亚急性期症状包括不同程度的意识模糊、构音障碍、行为异常、记忆力减退、半球间失联络症状、步态不稳等。慢性期以渐进性痴呆为特征。Marchiafava–Bignami病尚有其他少见临床表现，如手足徐动、缄默、短暂性脑缺血发作等。目前对于Marchiafava–Bignami病的治疗指南较少，文献报道给予经肠道外维生素B_1治疗（500毫克/天，至少5天）可以缓解症状、改善预后。有报道使用糖皮质激素可迅速改善症状。胼胝体低ADC值及伴皮质受累常提示预后不良。

病例点评

（1）Marchiafava–Bignami病临床相对少见，伴胼胝体外脱髓鞘病变的Marchiafava–Bignami病更为罕见，患者多有长期饮酒史或长期营养不良。

（2）该病临床表现多种多样，无特异性表现。

（3）给予B族维生素治疗可以缓解症状、改善预后。

（郝悦含 提供病例）

本病例曾发表于《中风与神经疾病杂志》2017年11期

041 垂体腺瘤合并肢端肥大症引起周围神经病一例

病历摘要

患者，女性，53岁。因"头痛、双上肢麻木5年，加重并双手及双下肢无力1年"来诊。5年前患者无明显诱因出现逐渐加重的头痛、双上肢麻木，未诊治。近1年患者上述症状加重，同时出现双手无力，双手难以完成精细运动，双下肢无力，蹲下起立费力，走路有踩棉花感。患者相貌近年来逐渐改变，脸部变长，颧骨突出，患者本人及家属未留意。

查体： 意识清楚，言语正常，脑神经体检正常，双下肢远端肌力Ⅳ级，余肢体肌力Ⅴ级。BCR（L：+，R：+），TCR（L：+，R：+），PSR（L：-，R：-），ASR（L：-，R：-）。Babinski征（L：-，R：-）。四肢远端痛觉较近端减退，位置觉、振动觉未见确切异常。双上肢指鼻试验尚稳准。患者颧骨突出，下颌变长，眼睑浮肿，双手手指、双脚脚趾较粗大，双手手掌、脚掌肥厚，左手骨间肌、大鱼际肌萎缩（图74）。

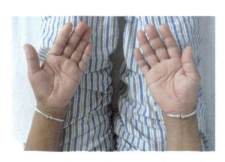

图74　患者双手指端粗大

辅助检查：鞍区增强MR：蝶鞍扩大，垂体饱满，左侧部可见T_1、T_2稍低信号影，增强扫描呈弱强化，边界清晰，大小约为1.38cm×1.19cm×1.03cm（左右×上下×前后），左侧海绵窦轻度包绕，垂体柄略右偏，鞍底略下陷，鞍上池变形，考虑为垂体占位性病变（垂体腺瘤可能性大，图75）。颈椎MR、胸部DR、鼻咽部3D-CT未见确切异常。肌电图示：右正中神经、右腓总神经运动神经诱发电位未引出，右尺神经、右胫神经运动神经传导速度正常，右胫神经诱发电位波幅稍低；右正中神经感觉神经诱发电位中指-腕未引出，右尺神经、右桡神经、右腓肠神经感觉神经传导速度正常；拇短展肌仅有少量低幅电位，右胫前肌呈神经源性损伤，右小指展肌未见神经源性及肌源性损伤。血清维生素B_{12}降低（113.60pmol/L，参考范围145.00~637.00 pmol/L），血清生长激素（GH）显著升高（29.30mIU/L，参考范围0.16~2.60mIU/L），血清促黄体生成素（LH）显著升高（40.50mIU/ml，参考范围0.80~7.60mIU/ml），血清促卵泡刺激素（FSH）显著升高（66.70mIU/ml，参考范围0.70~11.10mIU/ml），血清泌乳素（PRL）正常，血浆肾上腺皮质激素系列未见异常，血清γ-谷氨酰转移酶（GGT）升高（94U/L，参考范围 10～60U/L），血常规、肾功能、离子、血脂、凝血、心肌酶、空腹血糖、梅毒、肝炎、HIV、甲功甲炎、风湿系列未见明显异常。

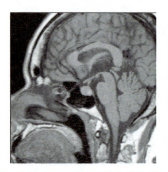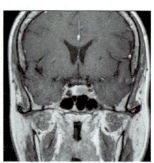

图 75　鞍区增强 MRI 示垂体饱满，左侧部可见 T_1、T_2 稍低信号影，增强扫描呈弱强化

既往史： 高血压病史约 5 年，最高血压达 210/110mmHg，口服卡托普利、硝苯地平降压，否认糖尿病病史。否认特殊饮食偏好，体重无明显变化。否认有毒物质接触史。

综合以上，诊断为垂体腺瘤合并肢端肥大症引起的周围神经病。遂转入神经外科于全麻下行经鼻蝶垂体瘤切除术，术后病理证实为垂体腺瘤（图 76）。嘱患者出院后口服维生素 B_{12}，1 个月后复查垂体激素系列，3 个月复查鞍区增强 MRI。

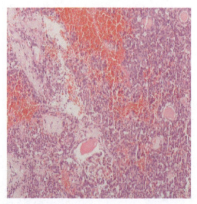

图 76　垂体瘤切除术后病理：瘤细胞呈腺泡状密集排列，细胞核圆深染，胞质略红染，证实为垂体腺瘤

病例分析

肢端肥大症是一种较少见的慢性进展性内分泌疾病，95%以上的肢端肥大症由分泌 GH 的垂体腺瘤所致。肢端肥大症的主要特征是 GH 分泌过多引起的多系统受累。肢端肥大症的最常见病因是垂体腺瘤。肢端肥大症的临床表现复杂，可按其病因分为如下 3 类：①垂体腺瘤相关表现：包括头痛和视交叉受压迫引起的视野缺损等；②内分泌系统相关表现：垂体功能减退、肾上腺功能不全、中枢性甲状腺功能减退、高泌乳素血症、糖尿病等；③生长激素分泌过多相关表现：躯干过度生长（手掌增大、脚后跟增厚、鞋码尺寸增大、前额及下颌突出、牙齿间距增加等），神经系统受累（脑动脉瘤、腕管综合征等），呼吸系统受累（睡眠呼吸暂停综合征），心血管系统受累（高血压、心肌病、心律失常、心脏瓣膜病等）等。肢端肥大症可致腕横韧带增厚，从而导致腕管综合征，但近年来肢端肥大症引起的多发性周围神经病在国内外报道较少见。1891 年 Marie 和 Marinesco 首先认识到肢端肥大症所致周围神经病。1974 年 Low 等研究了肢端肥大症患者周围神经的电生理和组织学改变，发现 11 名肢端肥大症患者中有 8 名患者均有周围神经电生理改变，但仅有 5 名患者出现了周围神经病的症状，说明许多肢端肥大症患者伴有亚临床的周围神经损伤。Khaleeli 等对肢端肥大症患者的神经肌肉临床和病理学特点进行了研究，发现肌肉疼痛和腕管综合征在肢端肥大症患者中较常见，而肌肉萎缩者较少见，其病理改变包括 Ⅱ 型肌纤维萎缩、非特异性糖原和脂褐素增加等。国内汤晓芙报道 94 例肢端肥大症患者中仅 3 例临床确诊为多发性周围神经病，葛新华报道一例肢端肥大症引起周围神经病。肢端肥大症引起周围神经病的发病机制尚不明确，可能与生长激素分泌过多引起神经内膜和外膜增生及全身性代谢紊乱有关，具体机制有待进一步研究。

病例点评

本例患者垂体腺瘤引起肢端肥大症诊断明确，患者逐渐出现典型周围神经病的表现，而且空腹血糖、甲状腺功能等均无异常，因此可以排除糖尿病、甲状腺疾病等周围神经病的常见病因，从而推测其周围神经病可能由肢端肥大症引起。本例患者血清维生素 B_{12} 水平轻度降低，患者否认特殊饮食偏好，可能与肢端肥大症引起的代谢紊乱有关。

从本病例总结，在临床上如遇到伴有肢端肥大症表现的周围神经病患者，应考虑到肢端肥大症引起周围神经病的可能，行颅脑 MRI、垂体激素等相关检查，早期明确诊断并针对原发病进行治疗，可改善这类患者的预后。

参考文献

Katznelson L, Atkinson J L, Cook D M, et al. American Association of Clinical Endocrinologists medical guidelines for clinical practice for the diagnosis and treatment of acromegaly – 2011 update. Endocrine Practice, 2011, 17: 1 – 44.

（金　枫　提供病例）

042 Galen 静脉血栓形成一例

病历摘要

患者,男性,69岁。以"突发头痛5天"为主诉入院。患者5天前无明显诱因突然出现头痛,伴恶心、大汗。于当地医院行头CT,未见明显异常,3天前突然出现左侧肢体活动不灵,伴大汗,随后出现无法言语、吞咽困难及意识障碍,后逐渐意识转清,上述症状逐渐好转。

入院神经系统查体:神志清楚,言语正常,双侧瞳孔等大正圆,直径约为3.0mm,光反应灵敏,双眼向各方向运动充分,无眼震。双侧额纹及鼻唇沟对称,伸舌居中。四肢肌力Ⅴ级,四肢肌张力正常,四肢腱反射正常,Babinski(-,-)。

颈强阴性。深浅感觉查体未见明显异常。双侧指鼻、轮替及跟膝胫试验未见明显异常。既往3年前曾患肺栓塞，曾口服华法林治疗。于急诊行颅脑MRV提示：左侧横窦、乙状窦内可见充盈缺损，血栓形成可能大。入院后颅脑增强MRI+弥散成像（图77）：双侧丘脑、基底节区可见对称性长T_1、长T_2信号，DWI呈弥散受限略高信号，ADC呈略低信号。考虑为静脉性梗死。给予抗凝、降颅压等对症支持治疗，患者症状逐渐好转出院。

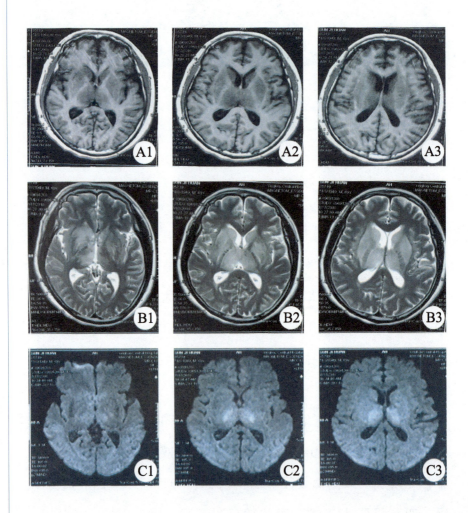

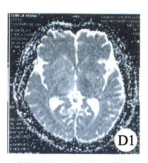
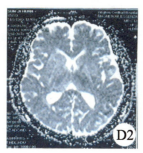
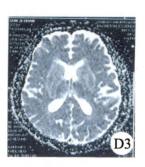
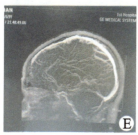

图 77

注：A~D：颅脑增强 MRI + 弥散成像：双侧丘脑、基底节区可见对称性长 T_1（图 A1~图 A3）、长 T_2（图 B1~图 B3）信号，DWI 呈弥散受限略高信号（图 C1~图 C3），ADC 呈略低信号（图 D1~图 D3）；E：颅脑 MRV：左侧横窦、乙状窦内可见充盈缺损，血栓形成可能大。

病例分析

Galen 静脉即大脑大静脉是最主要的脑深部静脉，由两侧大脑内静脉合并而成，每侧大脑内静脉由透明隔静脉、丘脑纹状体静脉和脉络膜静脉在 Monro 孔处汇合而成，引流透明隔、胼胝体角、额叶深部血液及基底核、丘脑和侧脑室周围白质等区域的血液。Galen 静脉绕胼胝体压部向上弯曲，以锐角汇入直窦，直窦、上矢状窦及左右横窦相交成窦汇。Galen 静脉还接受来自两侧基底静脉、大脑后静脉和枕静脉的血液。Galen 静脉血栓形成是一种罕见的脑血管疾病，其最常累及的部位是 Galen 静脉、直窦等。该病病因复杂，包括遗传性及获得性因素，这些因素可引起血液高凝、静脉血流异常和静脉壁炎性反应等。主要包括：①妊娠、围产期及长期服用避孕药等并发的凝血纤溶功能紊乱所导致的高凝状态；②感染、创伤等；③慢性消耗性疾病，如肿瘤、结核、血液病等引起的严重脱水状态及凝血功能异常等。Galen 静脉血栓形成后，静脉回流受阻和脑脊液循环障碍，导致引流区内毛细血管和小静脉充血，相应脑实质淤血、水肿、静脉性梗死，从而引起相应的临床症状。通常患者以头痛、恶心、呕吐等症状就诊，为颅内压增高表现，部分患者眼底检查有视乳头水肿，随着病情进展，上行网状激活系统及丘脑与边缘系统受累，逐渐出现意识障碍。少数患者伴发热、局部或全身抽搐等症状。病变严重时还可出现运动和感觉障碍等局灶性体征。Galen 静脉完全闭塞，若不及时治疗颅内压持续升高，最终可导致小脑幕裂孔疝甚至死亡。影像学检查：颅脑 MRI 可显示 Galen 静脉血栓引起的脑实质病变，如双侧丘脑、基底节区梗死，有时合并出血，这些病变可累及单侧或双侧。MRV 是无创的颅内静脉系统疾病的诊断工具，但是大多数患者 Galen 静脉不显影，可见周围代偿引流静脉增多，横窦等静脉窦充盈缺损，有一定的诊断价值。

病例点评

　　Galen 静脉血栓形成发病率低，临床表现缺乏特异性，多数以头痛、恶心呕吐等非特异性颅高压症状起病，严重者可出现意识障碍、肢体瘫痪、抽搐等，应尽早完善影像学检查，并想到此病的可能，完善颅脑 MRV 检查，多数病例可确诊，给予抗凝、脱水，并积极治疗原发病，严重者可考虑血管内溶栓治疗等，多数患者经积极治疗预后良好，临床上应注意识别，避免误诊、漏诊。

（唐　菱　提供病例）

043 笑气中毒所致脊髓病一例

病历摘要

患者，男性，26岁。以"四肢麻木20余天，上肢麻木加重3天"为主诉入院。患者20余天前无明显诱因出现四肢麻木伴走路有踩棉花感，鞋掉了也不知道。3天前上述症状加重伴肢体无力。患者病来无发热，无头痛头迷，无意识障碍，无抽搐发作，无恶心呕吐，无视物不清，无视物成双，无耳鸣，无饮水呛咳及吞咽困难。精神状态可，饮食、睡眠可，二便正常，近期体重无明显减轻。患者3个月前开始吸食笑气，每日吸食大约100瓶。否认素食史，既往体健。

查体：神志清醒，查体合作，言语正常。双瞳孔等大正圆，D≈3.0mm，光反应灵敏。双眼向各方向运动充分，无眼震。颅神经查体未见确切异常。颈强阴性。双上肢肌力Ⅳ级，双下肢肌力Ⅴ级。四肢肌张力正常。Babinski 征（L：-，R：-）。双下肢轻触觉减弱，痛觉查体未见确切异常。双下肢深感觉障碍。指鼻及跟膝胫试验双侧稳准。

颈椎 MR 平扫（图 78）：颈髓内信号异常，颈髓后索 T_2 高信号。符合脊髓亚急性联合变性的影像学表现。

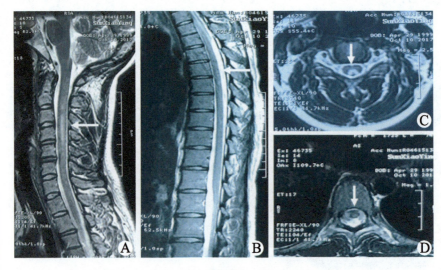

图 78

注：A、C：颈椎 MRI 示颈 2~5 椎体水平脊髓内条片状长 T_2 信号影，横断面呈"八字"型；B、D：胸椎 MRI 示脊髓内少量斑片状长 T_2 信号影。

神经电生理检查：（1）神经源性损伤。（2）周围神经病变可能性大（双胫神经感觉传导速度下降，双正中神经感觉传导速度下降，双尺神经感觉传导速度下降）。

生化指标：叶酸：27.00nmol/L（8.83~60.80nmol/L）；血清维生素 B_{12}：170.70pmol/L（145~637pmol/L）；铁蛋白：491.50μg/L（13~150μg/L）。

腰穿：脑脊液常规：脑脊液总蛋白测定：854mg/L（120~600mg/L）；脑脊液葡萄糖测定：3.2mmol/L（2.2~3.9mmol/L）；

脑脊液氯测定：120mmol/L（120～600mg/L），细胞数 5×10^6/L（$0\sim8\times10^6$/L），多核细胞20%，单个核细胞80%。血清同型半胱氨酸测定：16.14μmol/L（4.44～13.56μmol/L）。血细胞分析：平均红细胞体积92.1fl（82.0～100.00 fl）。

考虑患者为"笑气"中毒导致神经系统损伤。予甲基强的松龙40mg，疗程9日，同时予维生素 B_1 100mg + 腺苷钴胺 1.5mg。出院1个月后随访，仍有双手麻木，肌力已基本恢复正常，已恢复正常工作和生活。

病例分析

一氧化二氮（nitrous oxide，N_2O）又称"笑气"，是一种氧化剂，有甜味，无色，有轻微麻醉作用，并能致人发笑，感到快乐、轻松甚至出现幻觉，故称为"笑气"。其麻醉作用最早于1799年由英国化学家汉弗莱·戴维发现，其在体内不经任何生物转化或降解，绝大部分仍以原药随呼吸排出体外，无蓄积作用。吸入体内只需要30～40秒即产生镇痛作用，镇痛作用强而麻醉作用弱，受术者可处于清醒状态完成手术（而不是麻醉状态），避免了全身麻醉并发症，手术后恢复快。因其在市场上可购买到，导致社会上一些青年因寻求刺激而吸食笑气。据文献报道，每年约有80万青年人吸食笑气，大量吸食笑气会引起低血压、肺损伤甚至因缺氧而窒息。长期接触笑气可以引起贫血和神经系统损伤。笑气中毒可引起类似于脊髓亚急性联合变性的临床表现，主要累及脊髓后索、侧索和周围神经。患者多以后索受累的症状起病，出现肢体无力，步态不稳（如踩棉花感，闭目或在黑夜中行走困难）。伴有手指、脚趾末梢感觉异常，对称性的麻木感、针刺感等，部分患者还会出现手套-袜套样感觉减退，多始于下肢，逐渐向上进展。笑气中毒的临床表现严重程度与吸入量有关，吸入量越大，神经系统损伤越明显、神经系统症状和体征出现得越早，往往症状越严重。对于笑气中毒最有效的治疗方法是停止笑气接触和维生素 B_{12} 替代疗法。目前普遍接受的治疗方案是 1000μg 维生素 B_{12}，每日一次肌肉注射。患者能否完全恢复多取决于脊髓受损的程度，若出现感觉障碍、Romberg 征和 Babinski 征阳性，提示预后差；而年轻、神经系统功能缺损程度轻、核磁共振显示病灶小、无贫血、早期开始治疗提示预后良好。

病例点评

吸食笑气是青年人出现类似于脊髓亚急性联合变性临床表现不可忽视的原因之一，年轻患者临床表现为四肢无力，共济失调，深感觉障碍时，应重视询问病史，行脊髓 MRI、肌电图、血清维生素 B_{12} 及同型半胱氨酸的测定，若影像学检查出现典型的"八字"征，应仔细询问是否有吸入笑气史，以便早期诊断，并及时给予补充维生素 B_{12} 治疗。

（唐 菱 提供病例）

044. 吸食毒品所致的脑出血一例

病历摘要

患者,男性,33岁。以"言语不清4天,右侧肢体活动不灵3天"为主诉入院。患者4天前无明显诱因出现言语不清,3天前言语不清加重,伴走路不稳及右侧肢体活动不灵,1天后患者出现间断性意识不清,胡言乱语,伴左侧颞部发作性头痛,发作不频繁,每次发作时间不详,可忍受,同时伴有发作性头晕,与头痛无关,平躺休息后缓解。于我院急诊行颅脑CT提示左侧外囊出血。患者病来无发热,无抽搐发作,无饮水呛咳及吞咽困难。

患者既往体健,无高血压及糖尿病病史。患者吸"冰毒"(即苯丙胺,俗称安非他命)2年。

入院查体: 体温36.4℃,脉搏70次/分,呼吸频率17次/分,血压132/58mmHg。皮肤巩膜无黄染，无瘀点瘀斑。浅表未触及肿大淋巴结，肺部听诊双肺呼吸音清，未闻及干湿啰音，心律齐，各瓣膜听诊区未闻及病理性杂音，腹软，无压痛，肝脾肋下未触及，双下肢无浮肿，足背动脉搏动良好。神志嗜睡，查体欠合作。双瞳孔等大正圆，D≈3.0mm，光反应灵敏。双眼向各方向运动充分，无眼震。双侧额纹及鼻唇沟对称，咽反射存在，伸舌居中。颈强阴性。左侧肢体肌力Ⅴ级，右侧肢体肌力Ⅳ级。四肢肌张力正常。BCR（L：++，R：++），TCR（L：++，R：++），PSR（L：++，R：++），ASR（L：++，R：++），Babinski征（L：-，R：+）。感觉查体未见确切异常。

辅助检查：颅脑CT：左侧外囊出血（图79）。头颈动脉CTA：未见确切异常（图80）。血常规、肝肾功能、离子、空腹血糖等入院常规化验检查未见异常。患者入院后给予止血，降颅压，营养脑神经等治疗一周后神志转清，复查颅脑CT见左侧外囊出血较一周前出血量减少（图81）。

患者临床诊断：吸食毒品所致的脑出血。

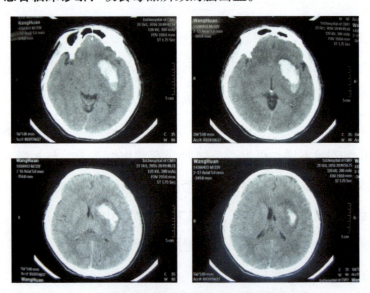

图79 患者入院颅脑CT示左侧外囊出血

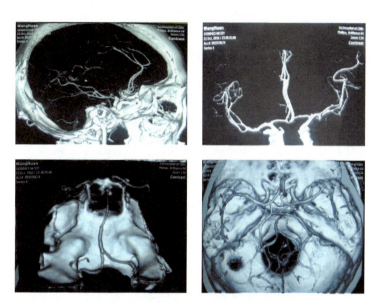

图80　患者头颈动脉 CTA 未见确切异常

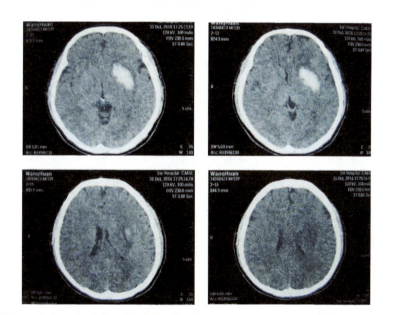

图81　患者入院治疗一周后复查颅脑 CT 见左侧外囊出血量较一周前减少

病例分析

神经系统对各种毒素非常敏感，各种放射线、化疗药物及环境毒素均能造成中毒性神经系统损伤。滥用安非他命、可卡因或Ecstasy等毒品可能导致的神经系统损伤包括：急性脑梗死、脑出血、脑白质病变、脊髓病等。药物滥用已成为青年脑血管病的主要原因。吸食毒品导致脑出血机制尚不完全清楚，传统学说认为毒品导致慢性高血压性脑出血是最主要机制，但有过毒品接触史的脑出血患者的出血部位大部分位于脑叶及脑干，并非高血压引起的常见部位。在脑血管造影检查被逐渐普及的今天，越来越多的研究发现毒品引起的自发性脑出血与脑血管本身相关。曾有学者收集 11 例有药物滥用史的脑出血患者的脑血管造影检查结果，发现 7 例有颅内动脉瘤，3 例为动静脉畸形，仅 1 例报告无异常，其原因可能与毒品代谢进入血液后会加重血管痉挛的强度和持续时间，引起动脉瘤生长，甚至对血管壁有直接破坏作用。另外，长期注射海洛因还会造成免疫力下降、感染和缺氧引起慢性坏死性脉管炎导致脑出血。张希凡等学者曾报道一例中年男性吸食海洛因 20 年导致的脑出血，出血部位为颞叶；而刘晓滨学者所报道的一例青年男性于脱毒期间发生的脑出血，出血部位为额叶，已破入侧脑室。两例报告内的患者脑出血部位均位于脑叶，很有可能是由于毒品代谢入血后对血管壁的直接破坏作用，但两例患者均未行头颈动脉 CTA，无法确认是否是动脉瘤破裂等血管原因引起的脑出血。

病例点评

（1）本例患者为青年男性，出血部位在左侧外囊，既往无任何脑血管病传统危险因素如高血压、糖尿病等，入院时血压在正常水平，头颈动脉 CTA 未提示有血管狭窄、动静脉畸形及动脉瘤等血管相关原因，并且血液相关检查未见明显异常，排除血液病（白血病、再生障碍性贫血、血小板减少性紫癜、血友病、红细胞增多症和镰状细胞病等）引起的脑出血，考虑患者脑出血主要是吸食苯丙胺引起。

（2）患者出现言语不清后，很快出现右侧肢体活动不灵，之后发展至神志不清及认知间断性障碍，病情恶化迅速。较之前学者总结的外囊出血的患者的特点来看，外囊出血部位远离中线结构或网状结构，一般患者神志清楚，或出现轻度意识障碍，出现昏迷者少见。而本例患者出血量<20ml便出现认知障碍，症状较一般外囊出血者重，可能与其苯丙胺接触史有关。

（3）对于毒品相关脑出血的治疗，除了脑血管病的常规治疗外，戒毒是防止病情进展和再发的最重要措施。需要注意的是，吸毒者在戒毒过程中，可能出现各种戒断症状，个体间差异较大，戒毒过程中的主诉或戒断症状与脑出血后出现并发症有相类似的地方，对毒品相关脑出血患者的治疗过程中，应仔细甄别患者的不良主诉及戒断症状，及时给予正确处置。

（王彦喆　提供病例）

045 A型血友病合并反复脑出血一例

病历摘要

患者，男性，54岁。以"左侧肢体活动不灵6天"为主诉入院。患者6天前无明显诱因出现视物不清，继而出现左侧肢体活动不灵，左上肢不能抬起及持物，左下肢不能自行行走。于我院急诊行头CT示右侧半球出血，给予患者止血、营养脑神经治疗，上述症状无明显变化，为求进一步诊治入院。患者病来无发热，无头痛头迷，无意识障碍，无抽搐发作，无恶心呕吐，无视物不清，无视物成双，无耳鸣，无饮水呛咳及吞咽困难。精神状态可，饮食睡眠可，二便正常，近期体重无明显减轻。

既往A型血友病病史14年，高血压病史。否认冠心病、糖尿病病史。

体格检查：T 38.4℃，P 76次/分，R 18次/分，BP 144/86mmHg。皮肤巩膜无黄染，无瘀点瘀斑（图82）。浅表未触及肿大淋巴结，肺部听诊双肺呼吸音清，未闻及干湿啰音，心律齐，各瓣膜听诊区未闻及病理性杂音，腹软，无压痛，肝脾肋下未触及，双下肢无浮肿，足背动脉搏动良好。

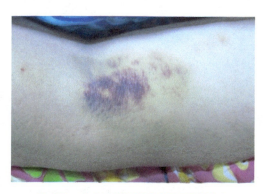

图82 患者左侧上臂内侧可见瘀斑

专科查体：神志清醒，查体合作，言语正常，发音正常。双瞳孔等大正圆，D≈3.0mm，光反应灵敏。双眼向各方向运动充分，无眼震。双侧额纹及鼻唇沟对称，软腭及悬雍垂居中，咽反射正常，伸舌居中。颈强阴性。左上肢近端肌力0级，远端肌力0级，左下肢近端肌力0级，远端肌力0级，右上肢近端肌力Ⅳ级，远端肌力Ⅳ级，右下肢近端肌力Ⅳ级，远端肌力Ⅳ级。四肢肌张力正常。BCR（L：++，R：++），TCR（L：++，R：++），PSR（L：++，R：++），ASR（L：++，R：++）。Babinski征（L：-，R：-）。痛觉、轻触觉、运动觉、位置觉查体未见确切异常。指鼻试验查体无法配合。跟膝胫试验查体无法配合。

辅助检查：头CT示右侧半球出血（图83、图84）。化验结果：凝血因子活性测定（2010-9）：Ⅷ因子22%（60%~150%）；Ⅸ因子7%（60%~150%）。凝血三项：血浆凝血酶原时间（PT）14.0s

(11~13.7s)，血浆活化部分凝血活酶时间（APTT）77.1s（31.5~43.5s），血浆纤维蛋白原 Fg 5.61g/L（2~4g/L）。

患者目前诊断为：脑出血，A 型血友病。

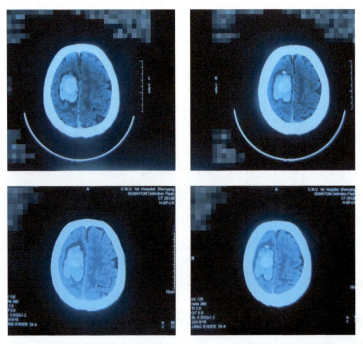

图83 为发病第一及第二天所行颅脑 CT，可见右侧半球大面积脑出血，且出血密度不均

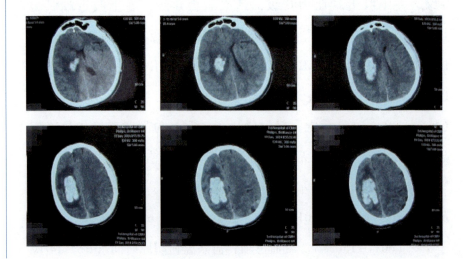

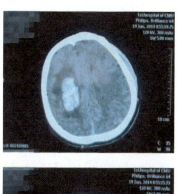
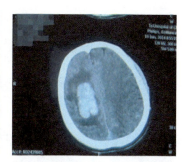
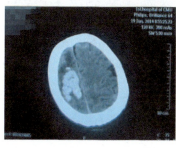
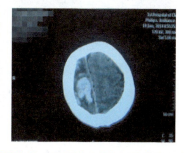

图84　为患者发病第六天所行颅脑 CT 检查：可见右侧脑实质肿胀，右侧颞顶叶脑室旁、丘脑区可见团块状高密度影，边界清晰，密度较均匀，CT 值约 78HU，病灶周边可见环形低密度水肿带，出血破入侧脑室内，双侧侧脑室后脚可见高密度铸型影，右侧侧脑室及右侧裂池明显受压变窄，中线结构居中。影像学诊断：右侧半球大面积脑出血

病例分析

血友病包括血友病 A 型（凝血因子Ⅷ缺乏）、血友病 B 型（凝血因子Ⅸ缺乏）及遗传性凝血因子Ⅺ缺乏症，血友病 A 型最常见，三者比率为 16∶3∶1。血友病 A 型是一种常见的 X 连锁隐性遗传性出血性疾病，其主要病因是凝血因子Ⅷ基因缺陷引起的凝血因子Ⅷ含量不足或功能缺陷。血友病 A 型合并脑出血（intracerebral hemorrhage, ICH）少见。ICH 可发生于任何年龄，但主要见于年轻人。赵东升等自 2001 年 3 月至 2006 年 7 月收治 HA 合并 ICH 11 例，男性 10 例，女性 1 例，年龄在 6～58 岁，出现 ICH 的时间为确诊血友病后的 1～50 年不等。血友病患者发生的 ICH 以颅内多发血肿

最常见。按发生率依次为硬膜下血肿、蛛网膜下腔出血、硬膜外血肿、脑内血肿和脑室内血肿。本例患者大脑右侧半球反复出现出血，尤其少见。本病起病隐匿，伴或不伴外伤史，就诊时可能只有头晕、头痛等症状，很少出现局灶性神经功能缺损体征，如动眼神经麻痹、轻偏瘫、失语，或感觉障碍等。Antunes 等对巴西 14 年中 401 例脑出血患者进行研究，其中 35 例被诊断为血友病的患者中，20 例患者来诊时无任何临床体征。值得一提的是，血友病合并脑出血并非手术治疗的禁忌证，Dejan Micic 等便报道了一例获得性 A 型血友病合并小脑出血的 86 岁女性患者，经枕部行去骨瓣减压术及超声引导下的血肿清除术，术中未见出血不可控制，术后脑室内也未形成血肿，而后恢复良好而出院。血友病合并 ICH 吸收后，病灶处可遗留瘢痕灶而使患者出现精神症状。Nuss 等报道的 3269 例男性血友病患者中存活患者中约 50% 出现了精神症状。因此在本患者出院后应积极随访，关注患者的精神问题。

病例点评

（1）本例患者来诊时便出现左侧肢体活动不灵的神经系统局灶性体征，并且患者左侧大臂内侧皮肤紫癜明显，经颅脑 CT 及血液系统检查确诊此病。

（2）血友病患者应密切检测凝血指标，仔细观察患者症状体征，有效的进行凝血因子输注，可预防脑出血的发生。血友病一旦合并脑出血，及时补充凝血因子Ⅷ促凝成分，可达到良好的治疗效果。

（王彦喆　提供病例）

附　录
中国医科大学附属第一医院简介

中国医科大学附属第一医院（以下简称中国医大一院）是一所大型综合性三级甲等医院，也是一所具有光荣革命传统的医院。

医院的前身可以追溯到同时创建于1908年10月的福建长汀福音医院（原亚盛顿医馆）和沈阳南满洲铁道株式会社奉天医院。医院早期成长与中国共产党领导的革命进程紧密相连。1948年沈阳解放，医院接收了原国立沈阳医学院（前身为南满洲铁道株式会社奉天医院）。

1995年初，医院首创"以病人为中心"的服务理念，提出了一系列的创新与发展举措，成果引起国内外医疗界的瞩目，得到了中央领导肯定和同行的赞誉。医院的改革经验被推向了全国，对我国的医疗改革和医院管理产生了划时代的深远影响。

如今的中国医大一院以人才实力和技术优势，发展成为国内外知名的区域性疑难急重症诊治中心。作为辽宁省疑难急重症诊治中心，同时也是国家卫生健康委员会指定的东北唯一的国家级应急医疗救援中心和初级创伤救治中心，医院在抗击非典、抗击手足口病、防治流感、抗震救灾等重大突发事件中做出了突出贡献，受到国家和世界卫生组织的肯定和表彰。

2014年初，新一届领导班子进一步明确了医院的功能定位：以创建国家级区域医疗中心为目标，以改革为动力，围绕发展高新技术，推动学科发展，加强医院信息化建设，使门诊流程更为规范，改善病人就医体验，积极践行公立大医院的社会责任。

医院现建筑面积33.5万平方米，编制床位2249张，现有职工4350人，其中有中国工程院院士1人，教育部长江学者特聘教授3人，教授、副教授级专家545人，中华医学会专科分会主委（含名誉、前任、候任）9人，副主任委员5人。国家重点学科4个，国家重点培育学科1个，卫健委国家临床重点专科建设项目22个，荣获国家科技进步奖9项。医院全年门急诊量约342万人次，出院15万人次，手术服务量7万例，平均住院日8.19天。

2018年发布的复旦版《2017年度中国医院排行榜》中，医院综合排名全国第12名，连续9年位居东北地区第1名。

近年来，医院荣获全国文明单位、全国精神文明建设先进单位、全国卫生系统先进集体、全国文明示范医院、全国百佳医院、全国百姓放心示范医院、全国医院文化建设先进集体、全国医院有突出贡献先进集体等荣誉称号。

1941年，毛泽东在延安为中国医大一院14期学员题词："救死扶伤，实行革命的人道主义"。它成为一代又一代中国医大一院人为之不懈奋斗的座右铭。传承百年，心系百姓，今天的中国医大一院正承载着辉煌的历史，沿着既定的航向，为建设国内一流医院的目标而努力奋斗！